MIRA FLATT

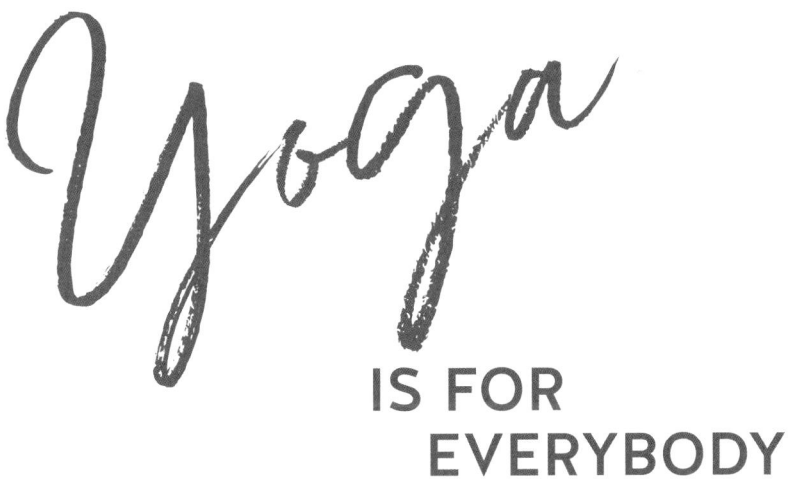

IS FOR
EVERYBODY

*Yogische Rituale und Übungen für innere Balance
und ein liebevolles Miteinander*

Inhalt

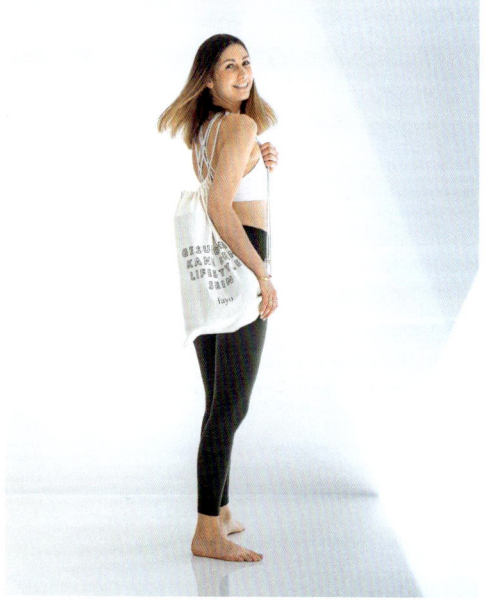

Yoga & Bewegung 86

Yogaroutinen 102

Und nun? 178

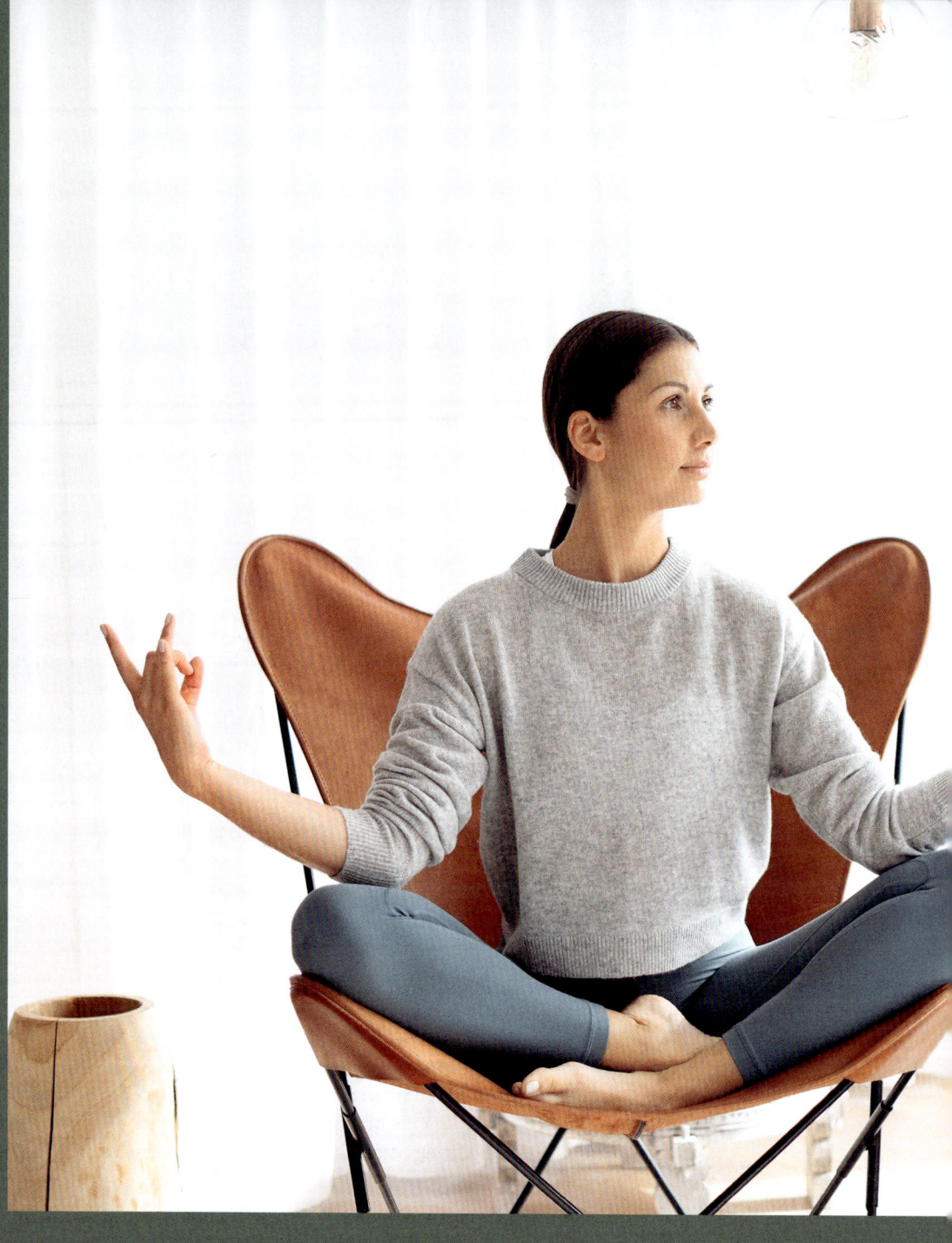

Mein Warum

WIESO NOCH EIN YOGABUCH?

~~~~~~~~~~~~~~~~~~

Immer wieder begegne ich Menschen, die auf der Suche nach etwas sind – nach Sinnhaftigkeit, Gesundheit, Anerkennung und Liebe. Ich sehe Menschen, die am Rande der Überforderung stehen im Blick auf die Herausforderungen unserer Zeit: Stress, Zeitknappheit und Perfektionismus. Zu diesen Menschen zähle ich mich auch selbst. Gleichzeitig konnte ich aber erleben, wie Yoga Menschen verändert, mich verändert hat, wie es andere Blickwinkel zulässt, Sinn schenkt und den Blick auf das große Ganze zulässt.

Seit ich mich mit ganzheitlicher Gesundheit beschäftige und Yoga praktiziere, ziehe ich Menschen mit ähnlichen Vorstellungen an. Darüber vergesse ich hin und wieder, dass viele Menschen gar nicht wissen, was Yoga alles kann.

Daher habe ich dieses Buch verfasst, dass möglichst viele Menschen damit einen Weg zu einem yogischen, gesunden Lebensstil finden, durch den sie die Welt neu entdecken, so wie es bei mir war. Schön, dass du dieses Buch in deinen Händen hältst. Danke, dass du mich damit unterstützt, einen Beitrag auf dieser Welt zu leisten für diese Generation und alle künftigen, die durch einen yogischen Lebensstil beflügelt werden.

Von Herzen, Deine Mira

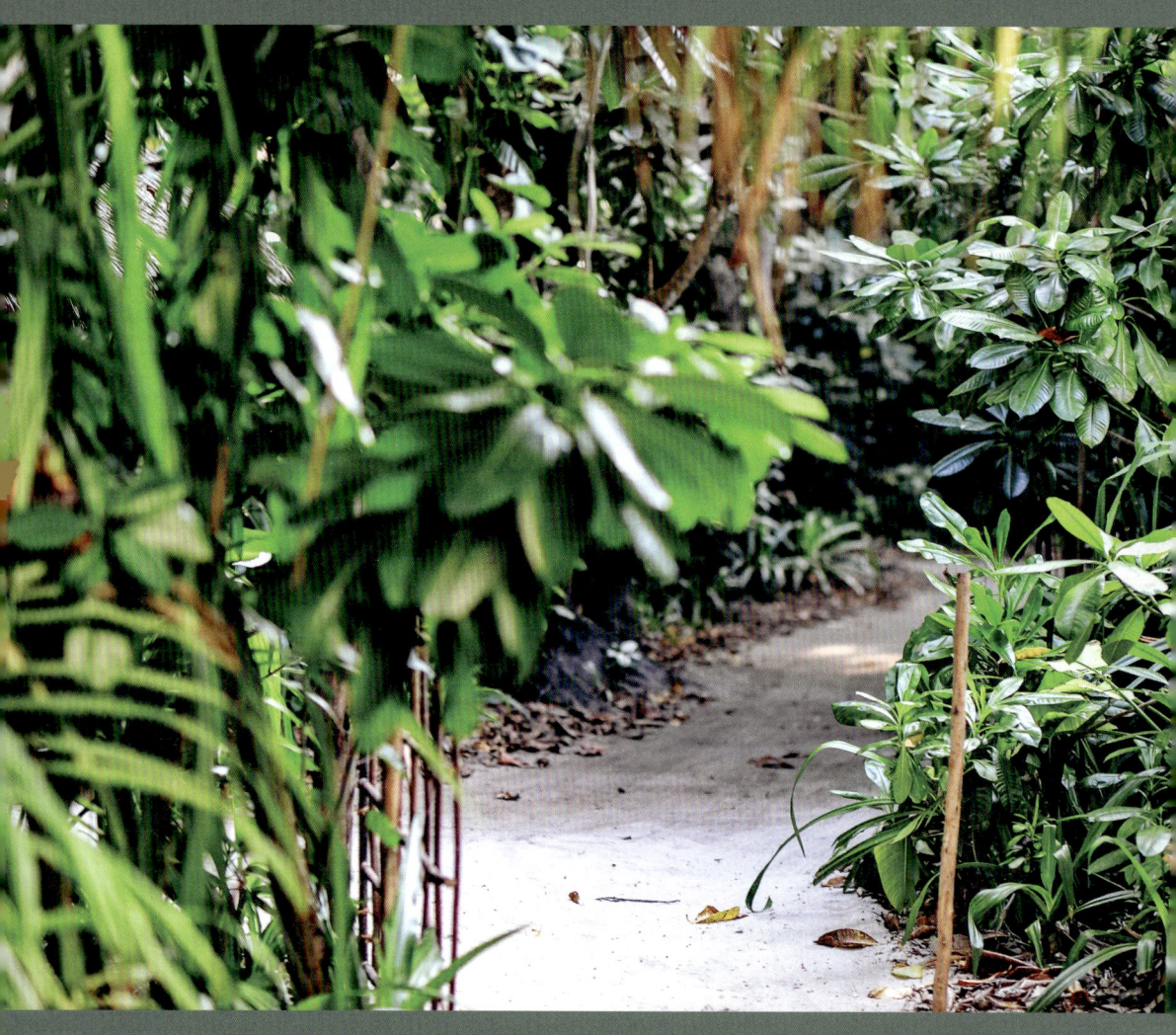

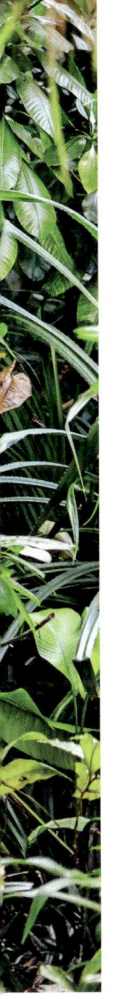

~~~~~~~~~~

Der große Weg ist sehr einfach, aber die Menschen lieben die Umwege.

Laotse

~~~~~~~~~~

Die „dunkle" Seite des Yoga erhellen

EIN VORWORT VON ROLAND LIEBSCHER-BRACHT

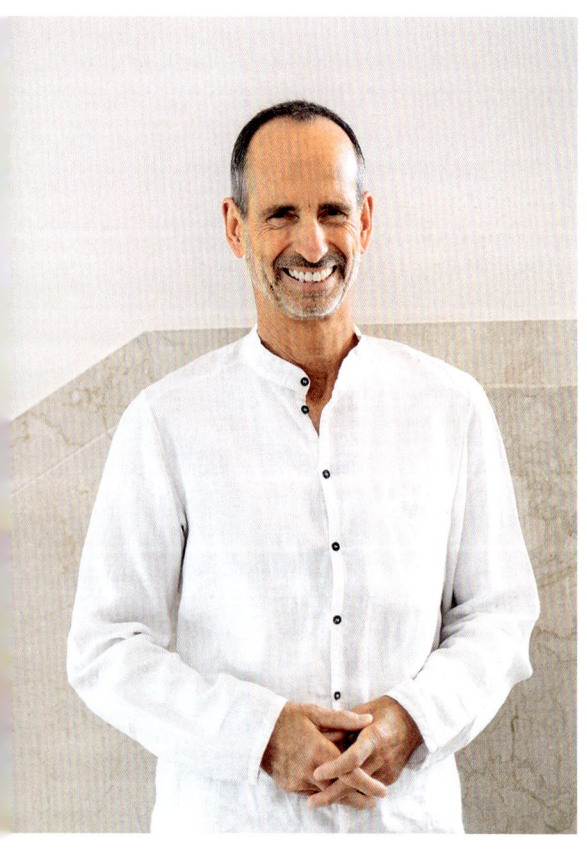

Ich kenne Mira seit ihrem 13. Lebensjahr und ich freue mich sehr, ein Vorwort zu ihrem ersten eigenen Buch schreiben zu dürfen. Sie ist ein Gesundheitsfan und hat sich den drei wichtigsten Themen verschrieben, die am meisten zu unserer lebenslangen Gesundheit beitragen können: Bewegung, Ernährung und Achtsamkeit. Diese Themen möchte sie möglichst vielen Menschen nahebringen – mit und durch fayo. Ich bin sehr glücklich darüber, dazu beigetragen zu haben, dass Mira nach diesen vielen Jahren Inhalte, die meine Frau Petra und ich seit 35 Jahren sammeln, verbinden und entwickeln, ihren persönlichen Stempel aufdrückt und mit zusätzlichen Inhalten versehen an die Gene-

Miras Mentor Roland Liebscher-Bracht kennt sie seit vielen Jahren.

ration von Menschen weitergibt, der wir Älteren irgendwann die Erde im bestmöglichen Zustand übergeben sollten.

YOGA UND SCHMERZEN

Ich möchte dieses Vorwort nutzen, um Erklärungen dafür zu liefern, warum aus meiner Sicht bei der Asana-Yogapraxis Schmerzen und sogar Schädigungen entstehen können. Es geht um den Rücken, meist im Bereich der Lendenwirbelsäule, den Nacken, die Hüften, die Knie und um strukturelle Schäden wie beispielsweise Bandscheibenvorfälle, die sich schockierenderweise sogar bei Lehrern und Meistern ereignen, die ihren Stil über Jahrzehnte hinweg ausgeübt haben. Ich selbst habe immer wieder solche „Yogapatienten" erlebt und behandelt. Wie ist das bei einem Gesundheitssystem mit so langer Tradition überhaupt möglich?

Über die „dunkle" Seite des Yoga
wird nicht gerne gesprochen.

Ich weiß, dass über diese „dunkle" Seite des Yoga nicht gerne gesprochen, sie oft sogar tabuisiert wird. Aus langer Erfahrung kann ich dich aber völlig beruhigen. Ich erkläre dir, warum du solche Schmerzen mit hoher Wahrscheinlichkeit in kurzer Zeit unter Kontrolle bekommen, dauerhaft abstellen und dein geliebtes Yoga wieder mit ungetrübter Freude ausüben kannst. Ich möchte von Anfang an klarstellen, dass ich überzeugter Yogafan bin. Und das nicht, weil ich diesem Megatrend einfach nur folge, sondern weil sich nach inzwischen über 50 Jahren Training diverser Kampfkünste und 25 Jahren Unterrichten des chinesischen „inneren" Stiles Wing Tsun immer mehr gezeigt hat, dass letztlich alle traditionellen Kampfkünste neben der kämpferischen auch die andere Seite der Medaille enthalten, nämlich die „Gesundheitskunst". Wer wie ich seinen Körper über Jahrzehnte so zielgerichtet trainiert, dabei immer mehr Bewusstsein für seine Gesundheit entwickelt und offen für diese Entwicklung ist, kommt fast automatisch zu der Überzeugung, dass die Kunst, gesund zu leben und Körper, Geist und Seele zur möglichst vollen Entfaltung zu bringen, das höchste Ziel im Leben sein kann oder sogar sein muss, wenn man dieses Dasein vollständig nutzen möchte.

MEIN WEG ZUM SCHMERZSPEZIALISTEN

Damit du nachvollziehen kannst, warum Mira so überzeugt und begeistert von fayo ist und wie ich eigentlich dazu komme, mir anzumaßen, etwas zum heiklen

Thema Schmerzen durch Yoga beizutragen und vielleicht sogar eine Lösung für die allermeisten Fälle anbieten zu können, schildere ich kurz meinen Werdegang. Neben der fast lebenslangen Ausübung diverser Kampfkünste erlernte ich im Studium des Wirtschaftsingenieurwesens mit der Fachrichtung Maschinenbau die mechanischen Grundlagen, die mir erlaubten, auch die Biomechanik im Bewegungssystem des Menschen gut einschätzen zu können. Schon in den 1980er-Jahren bemerkte ich, dass bei Teilnehmern in meinen Selbstverteidigungskursen Schmerzen durch das Wing-Tsun-Training abnahmen oder ganz verschwanden. Diese Beobachtung fesselte mich schnell mehr als die Kampfkunst selbst, denn ich war bald dazu in der Lage, durch einfache Dehnungs- oder Bewegungsübungen Schmerzen bei Kursteilnehmern gezielt zu beseitigen oder zu lindern, auch wenn die jeweilige Diagnose (etwa Arthrose oder Bandscheibenvorfall) das eigentlich gar nicht hätte zulassen dürfen.

Durch diese Erfahrungen wurde mir schnell klar, dass es gewaltige Missverständnisse in der herkömmlichen Medizin und Schmerztherapie gibt. Durch die bis dahin nicht für möglich gehaltene Wirksamkeit unserer Vorgehensweise, Schmerzen durch einfache Übungen zu lindern oder zu beseitigen, wurde es möglich, dass ich zusammen mit Petra, die Ärztin für Allgemeinmedizin und Naturheilkunde ist, aber schon damals vor allem Ernährungsmedizin anwendete, eine neue Art von Schmerztherapie entwickelte.

Durch mein Wissen, welche Dehnungen Schmerzen reduzieren können, und den Abgleich mit manualtherapeutischen Vorgehensweisen entstand die Schmerztherapie nach Liebscher & Bracht. Sie besteht aus 27 eigens dafür geschaffenen Engpassdehnungen zum „Aufweiten" von 27 muskulär-faszialen Engpässen, die für so gut wie alle Schmerzen im Körper verantwortlich sind, und 72 Punkten an den Knochen des Menschen, an denen man durch unsere Osteopressur diese Schmerzen meist im Minuteneffekt mindern oder beseitigen kann. Heute wird unsere Therapie aufgrund ihrer hohen Wirksamkeit immer bekannter.

DIE SPRACHE UNSERES KÖRPERS

Nun zu Schmerzen durch Yoga. Zunächst müssen wir aufpassen, dass bei diesem Thema nicht der gleiche Fehler passiert wie häufig in der Medizin. So werden simultan (gleichzeitig) auftretende Zustände für kausale (sich gegenseitig bedingende) gehalten. Also: Ich mache Yoga und bekomme Schmerzen, das bedeutet, dass die Schmerzen vom Yoga kommen. Das kann sein, aber das gleichzeitige Auftreten von Schmerzen und Yoga bedeutet nicht zwangsläufig, dass beides zusammenhängt. Genauso gut könnte es sein, dass die Rückenschmerzen auftreten, weil ich einen anderen Job gefunden habe, bei dem ich viel mehr sitze. Oder die Knieschmerzen kommen, weil ich angefangen habe, regelmäßig zu joggen.

Schmerzen sind jetzt seit über 30 Jahren meine Spezialisierung und ich bin mir sehr sicher, dass Yogatreibende im Vergleich zur Normalbevölkerung deutlich weniger Schmerzen haben. Das bedeutet doch, dass Yoga Schmerzen mindert, oder etwa nicht?

Das gleichzeitige Auftreten von Schmerzen und Yoga bedeutet nicht zwangsläufig, dass beides zusammenhängt. Bei der Entstehung von Schmerzen geht es immer um die Gesamtheit der Bewegungen, die ein Mensch tagtäglich ausführt.

Um nicht weiter im Dunkeln zu tappen, sollten wir Folgendes zum Grundverständnis nachvollziehen: So gut wie alle der am häufigsten auftretenden Schmerzen entstehen dadurch, dass wir bestimmte Gelenk- und Rumpfwinkel gar nicht mehr oder zumindest weniger als andere nutzen. Damit verbunden ist auch, dass wir gewisse Körperpositionen oder Bewegungsabläufe „einfrieren", also häufig das Gleiche tun. Das führt zu „Verkürzungen" von Muskeln und Faszien, zu nachlassender Flexibilität derselben und Spannungserhöhungen, die vor allem unsere Gelenkknorpel und Bandscheiben, aber auch andere kraftübertragende Strukturen zu stark belasten. Das wiederum führt einerseits zu erhöhtem Verschleiß und simultan – nicht kausal – zu Schmerzen, die unser Gehirn in passende Stellen unseres Körpers projiziert, um uns bei bedrohlichem Verschleiß zu alarmieren. Schmerzen sind also immer die Sprache unseres Körpers, unseres „inneren Arztes", etwas zu ändern. Keinesfalls ist Schmerz eine Krankheit für sich, die man mit Medikamenten behandeln und unterdrücken sollte. Auch Operationen sind meist Kunstfehler, da die Ursachen – zu hohe Spannungen der Muskeln und Faszien – dabei nicht behoben werden. Nur vorübergehend sind sie durch die Narkose gemindert und die Schmerzen deswegen besser.

SCHLUSS MIT SCHMERZEN

Daraus ergibt sich, dass Yoga prinzipiell Schmerzen lindern oder gar beseitigen MUSS, was ja auch meist passiert. Warum? Weil Yoga die benutzbaren Gelenk- und Körperwinkel durch die vielfältigen Dehnungen erweitert. Aber wieso können immer wieder Schmerzen entstehen? Den ersten Grund hatten wir weiter oben

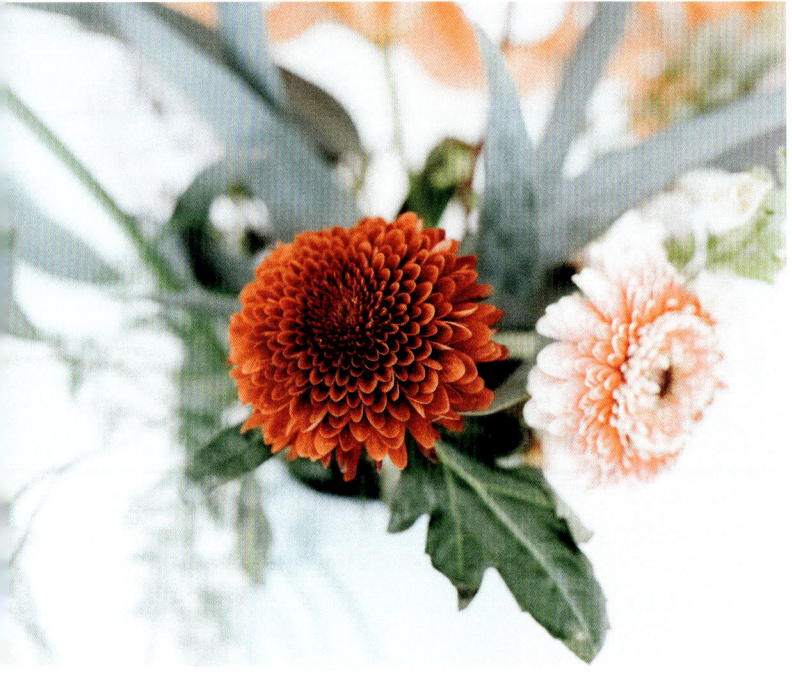

schon besprochen: Letztlich geht es bei der Entstehung von Schmerzen im Bewegungssystem immer um das alltägliche Bewegungsprofil, also um die Gesamtheit der Bewegungen, die ein Mensch tagtäglich ausführt. Und da wir niemals NUR Yoga machen, sondern viele Dinge mehr, können sich fehlende Winkel ausgleichen oder gegenseitig verstärken. Du kannst nachvollziehen, dass es nun kniffelig wird, herauszufinden, ob der Schmerz nur von der Alltagsbewegung kommt, nur vom Yoga oder sich sogar beide Einflüsse gegenseitig verstärken. Aber wie du gleich sehen wirst, kannst du deine Schmerzen ganz pragmatisch beseitigen, auch ohne diese Frage beantworten zu müssen.

Wie auch immer: Dein Bewegungsprofil ist in den allermeisten Fällen für deine Schmerzen verantwortlich. Wende einfach gezielt bei deinem jeweiligen Schmerz unsere therapeutischen Übungen an. Mit ihnen kannst du deine Schmerzen so gut wie immer dauerhaft beseitigen. Oder trainiere fayo, dadurch werden die 27 muskulär-faszialen Engpässe deines Körpers systematisch immer wieder so erweitert, dass die Schmerzen abklingen – egal ob sie durch deinen Yogastil oder deine Alltagsbewegungen entstanden sind.

Einseitige Dehnung hilft nicht

Es sei noch ein wichtiger Einflussfaktor, der meines Wissens nach im Yoga noch viel zu wenig Beachtung findet, genannt. Aus meiner Sicht als Schmerzspezialist kannst du gar nichts Besseres gegen Schmerzen und zur Vermeidung derselben tun, als deine Gelenkwinkel durch Dehnung zunehmend zu erweitern. Wenn du aber immer nur durch Passivdehnung (äußere Kräfte, meist der Boden oder die eigenen

Hände, ziehen die Gliedmaßen in Positionen, in denen die Dehnung entsteht) die Muskeln und Faszien weiter und weiter auseinanderziehst und dadurch flexibilisierst, trainierst du dir zunehmend eine Hypermobilität an. Wie du vielleicht weißt, leiden Hypermobile häufig unter starken Schmerzen. Aber wie kann das sein, wenn sie so „gedehnt" sind, also ihre Gelenkwinkel so vollständig nutzen können? Hier kommt noch ein Effekt hinzu, den wir bisher nicht besprochen haben: Wenn wir unseren Körper immer mehr flexibilisieren, ohne unsere Muskeln daran zu gewöhnen, dass sie in den neu gewonnenen Gelenkwinkeln „arbeiten", also Kontraktionsfähigkeit erlernen, kann der Körper die genetisch geplante Bewegungsgeometrie der Gelenke nicht mehr einhalten. Dies misst das Gehirn mittels unzähliger Rezeptoren und projiziert wieder den vorhin beschriebenen Alarmschmerz, um das Gelenk vor Verschleiß zu schützen. Dabei ist es egal, ob der Betreffende von Natur aus hypermobil ist oder sich durch extreme Passivdehnung diese Hypermobilität antrainiert hat.

Je nach Stil wird die dringend nötige Kräftigung häufig durch die Asanas (Körperstellungen im Yoga) oder deren „Gegenpositionen" automatisch herbeigeführt. Nämlich dadurch, dass Positionen gegen die Schwerkraft oder gegen verkürzte Antagonisten eingenommen oder gehalten werden. Findet dieses „Krafttraining" im endgradigen Zustand der Muskeln nicht statt, dann müssen zwangsläufig solche Hypermobilitätsschmerzen entstehen. Übrigens kenne ich das Phänomen auch aus der Kampfkunst, nur war mir der hier beschriebene Grund dafür in den ersten 25 Jahren meiner Laufbahn nicht bewusst. Letztlich ist es dabei auch egal, ob diese negativen Effekte in bestimmten Stilen (das neue Yin-Yoga fällt mir dabei immer wieder auf; Yin und Yang sollten halt immer ausgeglichen sein) sozusagen „eingebaut" sind oder durch unausgeglichenes Training in einem eigentlich „vollständigen" Stil zustande kommen.

Yin und Yang sollten immer
ausgeglichen sein.

Die Lösung für das Problem ist sehr einfach: Spanne in deinen Asanas die endgradig (zum Anschlag) gedehnten Muskeln immer wieder isometrisch gegen den Boden oder deinen eigenen Körper (Arme, Beine) an. Egal ob du dich in die Hypermobilität hineintrainiert hast oder ob du hypermobil bist – du wirst sehr schnell merken, wie deine Schmerzen verschwinden. Zusätzlich kannst du dein Training gezielt durch Aktivdehnung ergänzen (der Antagonist der zuvor passiv gedehnten Muskelgruppe zieht an dieser nun aktiv durch Kontraktion). Und auch wenn du bisher noch keine Schmerzen hast, wirst du spüren, wie dein Bewegungssystem deutlich empfindsamer, einstellbarer und ausgeglichener wird. Dein Körpergefühl gelangt auf ein neues Level. Baue dieses Training in deine Asanas ein, mache zusätzlich unsere therapeutischen Übungen (immer mehr Yogalehrer praktizieren mit ihrer Gruppe vor der Yogaklasse unsere Übungen) oder trainiere zusätzlich fayo (siehe Seite 89). All das führt dazu, dass du dein geliebtes Yoga, welchen Stil du auch immer trainierst, ohne Schmerzen oder gar Schädigungen mit ungetrübter Freude weiter trainieren kannst.

Zwei Tipps für deine Yogapraxis

Zum Abschluss zwei konkrete Dinge, die mir immer wieder aufgefallen sind: Wer täglich lange im Lotussitz sitzt, sollte unbedingt immer wieder die Seiten wechseln. Mir ist völlig klar, dass dies nicht leichtfällt, da die Bewusstseinszustände direkt an die lange gewöhnte Position gekoppelt sind. Aber was haben wir von der Optimierung der Energieflüsse, wenn wir eine Hüftarthrose vierten Grades entwickeln? Alternativ kannst du diese Einseitigkeit gezielt mit unseren Übungen oder fayo ausgleichen.

In der Kobra solltest du außerdem unbedingt darauf achten, dass die Überstreckung nicht nur im Bereich der Lendenwirbelsäule stattfindet, sondern vor allem auch in der Achse der Hüftgelenke. Ich sehe immer wieder, dass Patienten, die schon lange Yoga machen, geradezu hypermobil in der Lendenwirbelsäule sind, aber eher unbeweglich in der Hüftüberstreckung.

> *Was haben wir von der*
> *Optimierung der Energieflüsse,*
> *wenn wir eine Hüftarthrose entwickeln?*

Und nun viel Spaß auf der hellen Seite des Yoga, die noch viel mehr zu bieten hat als die reine Asana-Praxis, wünscht dir von ganzem Herzen

Roland Liebscher-Bracht

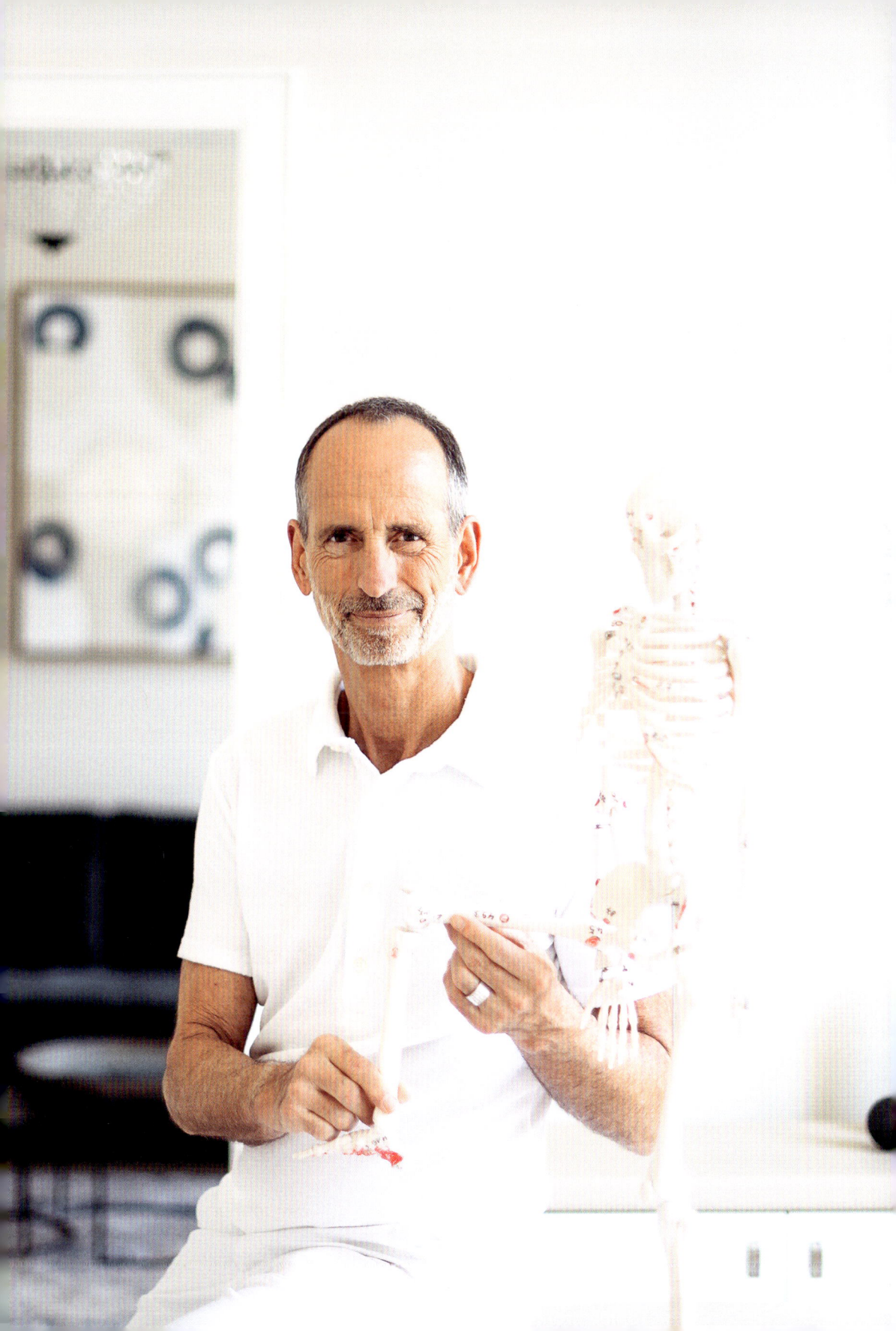

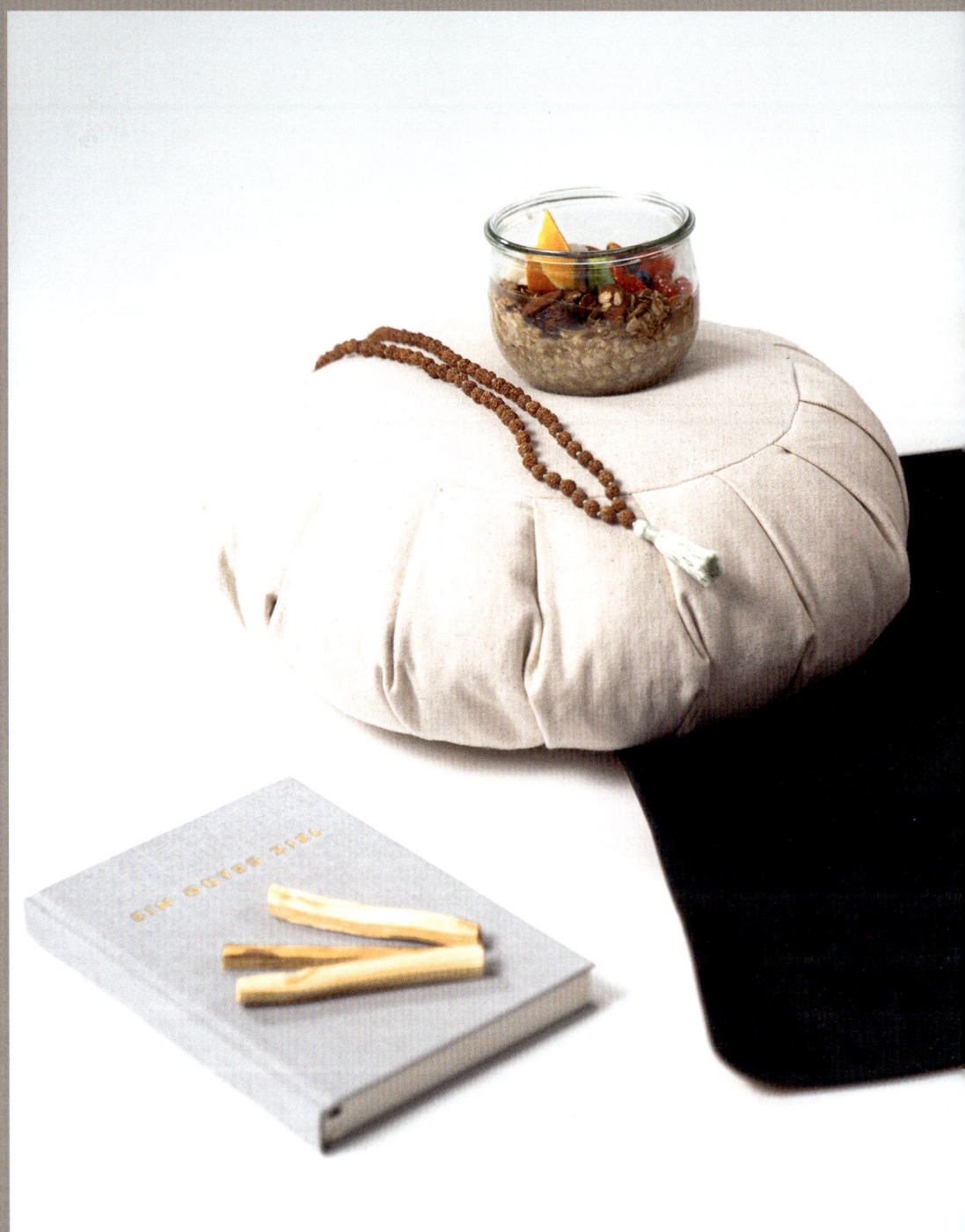

Einleitung

DAS ERWARTET DICH IN DIESEM BUCH
UND KÜNFTIG AUCH IN DEINEM
YOGISCHEN LEBEN.

YOGA FÜR ALLE

Willkommen auf dem Weg zu deinem ausgeglichenen und glücklichen Selbst! Ja, nichts weniger erwartet dich, wenn du dich auf einen yogischen Lifestyle einlässt. Und dazu gehört weit mehr als der herabschauende Hund, wie du bald merken wirst, wenn du tiefer in die Welt des Yoga einsteigst.

Zu Beginn möchte ich zunächst auf die Doppeldeutigkeit des Titels, Yoga is for every body, eingehen, denn er kommt nicht von ungefähr. Yoga ist für alle Menschen gut, das ist wohl klar, außerdem ist Yoga für jeden „Body" gedacht, egal welches Alter er haben mag und wo du dich im Leben befindest. Der Titel spielt aber noch auf eine andere Ebene an: Während des Praktizierens spielt die Intention eine große Rolle, du übst nicht nur für dich selbst, sondern trägst damit zum Glück aller bei: Yoga is for everybody!

Du übst nicht nur für dich selbst, sondern trägst damit zum Glück aller bei.

Ich praktiziere zwar schon lange Yoga und durfte verschiedene Ansätze kennenlernen, doch ich muss feststellen, dass ich auf dem Gebiet noch immer eine blutige Anfängerin bin. Und das, obwohl mich ein yogischer, ganzheitlicher und gesunder Lebensstil nun schon seit 15 Jahren begleitet – mal mehr, mal weniger, immer davon abhängig, welche Menschen und Orte mich in der jeweiligen Entwicklungsphase prägten. Yoga ist eine Reise und die sieht für jeden Menschen eben ganz anders aus – denn es gibt keinen „einzig wahren" Weg.

Yoga ist riesig, mächtig und darf alles. Tatsächlich glaube ich mittlerweile an das Sprichwort: „The journey, not the destination matters." Und manchmal ist genau das der Grund, warum viele Menschen lieber die Finger davon lassen. Yoga scheint so groß und unerreichbar, es spielen dabei so viele Dinge eine Rolle, auf die man achten soll – Atmung, Bewegung, Philosophie, Spiritualität, Ernährung –, das kann auf den ersten Blick schon einmal überfordern. Lass dich davon aber bitte nicht abschrecken, denn jeder findet seinen persönlichen Zugang zu Yoga. Und das ganz einfach.

Es ist auch vollkommen egal, wann du damit startest. An welchem Punkt in deinem Leben du gerade auch stehen magst – alt oder jung, beweglich oder steif –, Yoga beginnt im Kopf, bei dir und deiner Atmung. Yoga ist die Einheit im Innen und Außen, die Einheit von dir und deinem kosmischen Selbst. Daher ist es auch egal, ob du Anfänger oder schon erfahren bist. Yogisch leben kann jeder!

Und darum geht es in diesem Buch – um essenzielle, supereinfache yogische Routinen für jeden, for everybody. Dieses Buch ist also kein Grundlagenwerk zur Yogaphilosophie, ihrer tief greifenden Geschichte und Tradition. Zu diesem Themen-bereich gibt es bereits zahlreiche wertvolle Bücher, Übersetzungen und Zusammenfassungen der alten Schriften. Die Motivation für dieses Buch bilden vielmehr die wundervollen Menschen in meinem Umfeld, in meinen Kursen und Ausbildungen, die mir oder sich selbst häufig dieselben Fragen stellen: Wie kann ich mit Yoga und einem ganzheitlichen gesunden Lebenswandel starten? Was kann ich mir unter Yoga überhaupt vorstellen? Wie lebt man den Yoga-Lifestyle? Im ersten Kapitel dieses Buches versuche ich zusammen mit dir diese Fragen zu ergründen.

Yoga beginnt im Kopf,
bei dir und deiner Atmung.

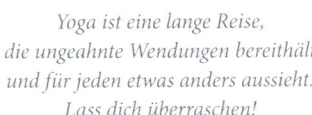

Yoga ist eine lange Reise,
die ungeahnte Wendungen bereithält
und für jeden etwas anders aussieht.
Lass dich überraschen!

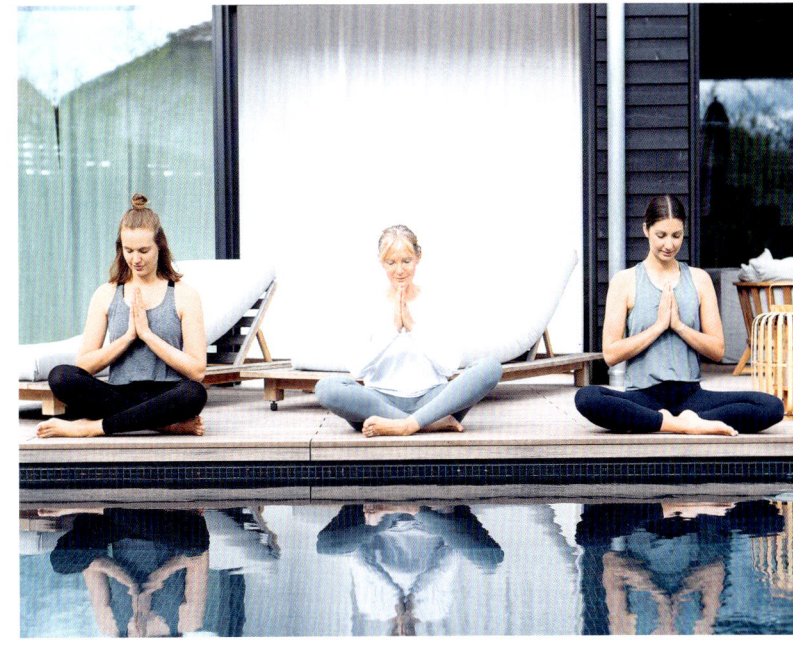

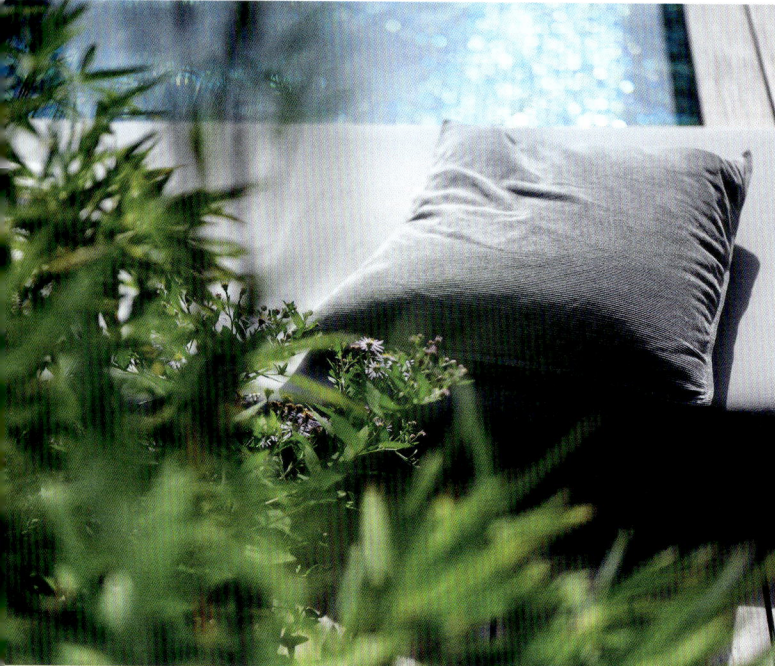

Yoga umfasst die Bereiche Ernährung, Achtsamkeit und Bewegung … und noch vieles mehr.

FAYO – DER GANZHEITLICH YOGISCHE WEG

Fayo ist mein persönliches Herzensprojekt, das für ganzheitliche Gesundheit steht und allen Menschen zeigen soll, wie ein gesunder und nachhaltiger Lebensstil funktioniert. Mit meinen Freundinnen und Vorbildern Dr. med. Petra Bracht, Ärztin, und Samira Knott. Psychologin, gelingt es, die entscheidenden Inhalte von fayo, nämlich Ernährung, Bewegung und Achtsamkeit zu repräsentieren und damit zu einem ganzheitlichen Gesundheitskonzept zu vereinen. Es lässt fachliche Kompetenz, jede Menge Erfahrung und unterschiedliche Blickwinkel zu. Dazu am Ende des Buches mehr.

Ich habe mich auf dieser Basis dazu entschieden, das Thema Yoga in diesem Buch in die Lebensbereiche Ernährung, Bewegung und Achtsamkeit zu gliedern. Daher findest du diese Inhalte auch als eigene Kapitel wieder. Du fragst dich jetzt vielleicht: Und was das mit Yoga zu tun hat? Sehr viel! Denn genau das steckt auch hinter einem yogischen Lifestyle – eine gesunde Ernährung, die dich von innen stärkt und keinem anderen Lebewesen schadet, ein achtsamer Umgang mit dir und deiner Umwelt und nicht zuletzt eine Bewegungsroutine, die deinen Körper und deinen Geist gesund macht und auch erhält.

DER UMGANG MIT DIESEM BUCH

Ich habe nicht die Erwartung, dass du dieses Buch von vorne bis hinten durchliest, vielmehr kannst du es immer mal wieder zur Hand nehmen und als Inspirationsquelle durchstöbern. Blättere mal hierhin und mal dorthin und schau, wo dein Blick hängen bleibt. Denn je nachdem, welche Themen und Herausforderungen des Lebens dich im jeweiligen Moment beschäftigen, wird deine Wahl ausfallen, welche Textstelle du dir gerne näher ansehen möchtest und welche Bilder dich besonders anziehen.

Die Yogaroutinen

Detailreiche Bücher zu den wichtigsten Yogapositionen, Abfolgen und auch zu den häufigsten Fehlern in einer Asana-Praxis gibt es wie Sand am Meer. Diese kann man jedoch am besten in Yogakursen erfahren und üben, da der Yogalehrer vor Ort direkt sehen kann, ob du etwas verändern kannst, um die Wirkung noch besser zu spüren. Er kann dir auch Tipps geben, worauf du speziell achten sollst. Dieses Buch ist keinesfalls ein Ersatz dafür. Nutze die in diesem Buch beschriebenen Übungen stattdessen für deine Praxis zu Hause, um deine Routinen zu vertiefen, und als Input zum Ausbau deiner Selfcare und besonders, um dich in deinem eigenen Tempo weiterzuentwickeln. Die beschriebenen Übungen passen perfekt in die kleinsten Lücken deines sicherlich vollen Terminplans und sorgen so im Nu für mehr Ausgeglichenheit und etwas Spaß im Alltag.

> *Nutze die Übungen in diesem Buch, um dich in deinem eigenen Tempo weiterzuentwickeln.*

Die Yogaroutinen sehen (teilweise) ein wenig anders aus, als du es vielleicht aus Yogakursen oder oben genannten Büchern gewohnt bist. Auch wenn viele Menschen den Zugang zu Yoga über eine körperliche Praxis finden, möchte ich mit den vorgestellten Routinen dazu inspirieren, einfach mal etwas anderes zu probieren. Finde heraus, was Yoga alles bedeuten kann, und lerne unterschiedliche Interpretationen einer täglichen yogischen Routine kennen. Die vorgestellten Rituale und Methoden unterscheiden sich bewusst von einer rein körperlichen Praxis, bei der nur Übungsabläufe berücksichtigt werden. So ist wirklich für jeden Menschen, für jedes Level und jeden Gusto etwas Inspirierendes dabei.

Die Porträts

Eine Besonderheit dieses Buches sind die inspirierenden Menschen, die sich darin vorstellen und dir ihre Erfahrungen mit Yoga näherbringen. Es handelt sich dabei um wundervolle Seelen, liebe Freunde und Lehrer, die mich persönlich prägten und prägen, von denen ich lernen darf und die mich auf meinem persönlichen yogischen Lebensweg begleiten. Ich bin sehr dankbar für diese Begegnungen und die vielen Inspirationen. Auch dich sollen sie inspirieren und dir zeigen, was Yoga alles sein kann und besonders, wie du yogisch leben kannst. Diese verschiedenen Interpretationen des yogischen Lebensstils und die sich daran anschließenden Routinen sind eine Einladung an dich, etwas Neues auszuprobieren, Yoga für dich zu entdecken und letztendlich zu verstehen, was Yoga alles ist. Denn Yoga versteckt sich hinter jeder Ecke, auch dort, wo du es vielleicht gar nicht vermutest.

Ein Hingucker

Besonderen Wert habe ich auf das Layout dieses Buches gelegt und wollte eine Art „Coffee Table Book" kreieren, das schön aussieht und auch dekorativ eingesetzt werden kann. Für alle, die nicht wissen, was das ist: Ein Coffee Table Book ist ein Buch, das sich, wie der Name schon sagt, gut auf dem Couchtisch macht. Es ist ein Hingucker, den man gerne in die Hand nimmt und darin blättert, um in den Bildern zu schwelgen und Inspiration zu finden. Und mit diesem schönen Buch möchte ich dich also inspirieren, ein guter, achtsamer Mensch zu sein, der mit sich selbst und allen anderen Lebewesen wohlwollend umgeht.

Bis auf wenige Ausnahmen lebt dieses Buch von den wundervollen Aufnahmen meiner Freundin Katharina Werner. Jedes Bild hält einen besonderen Moment fest, eine Stimmung, eine persönliche Geschichte. Die Bilder sind teilweise in einem privaten Umfeld entstanden, mit viel Freude und Herzblut. Wir wollten damit zeigen, wie wir sind, wie man sich die Stimmung und eben meinen yogischen Lebensstil vorstellen kann. Das gegenseitige Unterstützen und Wertschätzen fällt für mich ebenfalls unter „yogisch leben". Mir ist es wichtig, Yoga und den yogischen Lebensstil stilvoll darzustellen und daher habe ich großen Wert auf die Entstehung, die Auswahl und Platzierung der Bilder gelegt.

Dieses Buch soll wie ein Coffee Table Book zum Schwelgen einladen und als Inspiration dienen.

DER BEGINN DEINER REISE

An dieser Stelle sei noch eines gesagt: Natürlich ist dieses Buch sehr subjektiv, denn es beinhaltet lediglich meine Erfahrungswerte und Interpretationen von Yoga. Die Inhalte auf den folgenden Seiten sind die Zusammenfassung meiner ganz persönlichen Yogareise, die noch lange nicht abgeschlossen ist. Ich zeige dir darin Übungen und versuche Zusammenhänge zu erklären, die mir auf meinem Weg geholfen haben und dies weiterhin tun. Betrachte sie als Inspiration für deine ganz individuelle Reise in die Welt des Yoga.

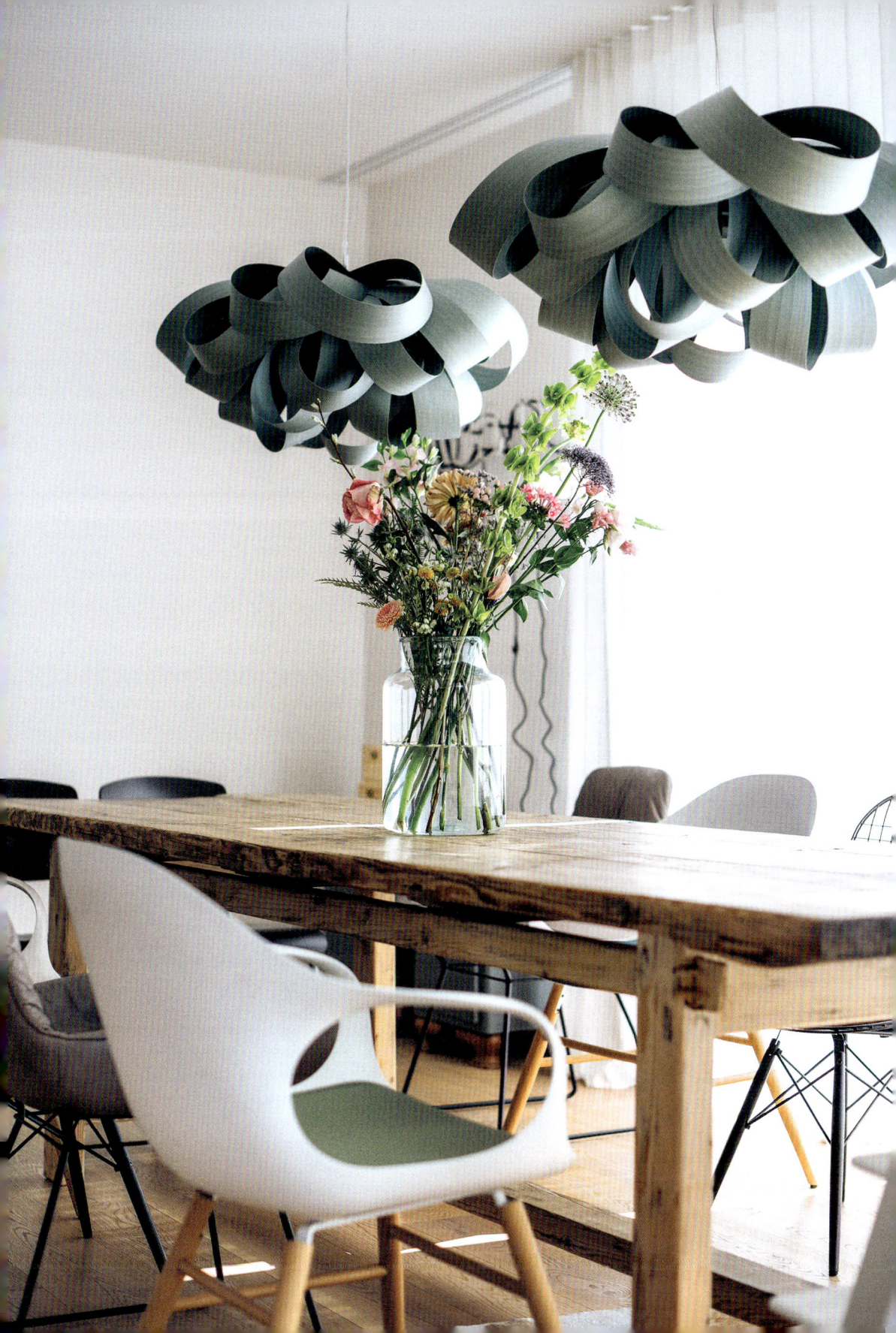

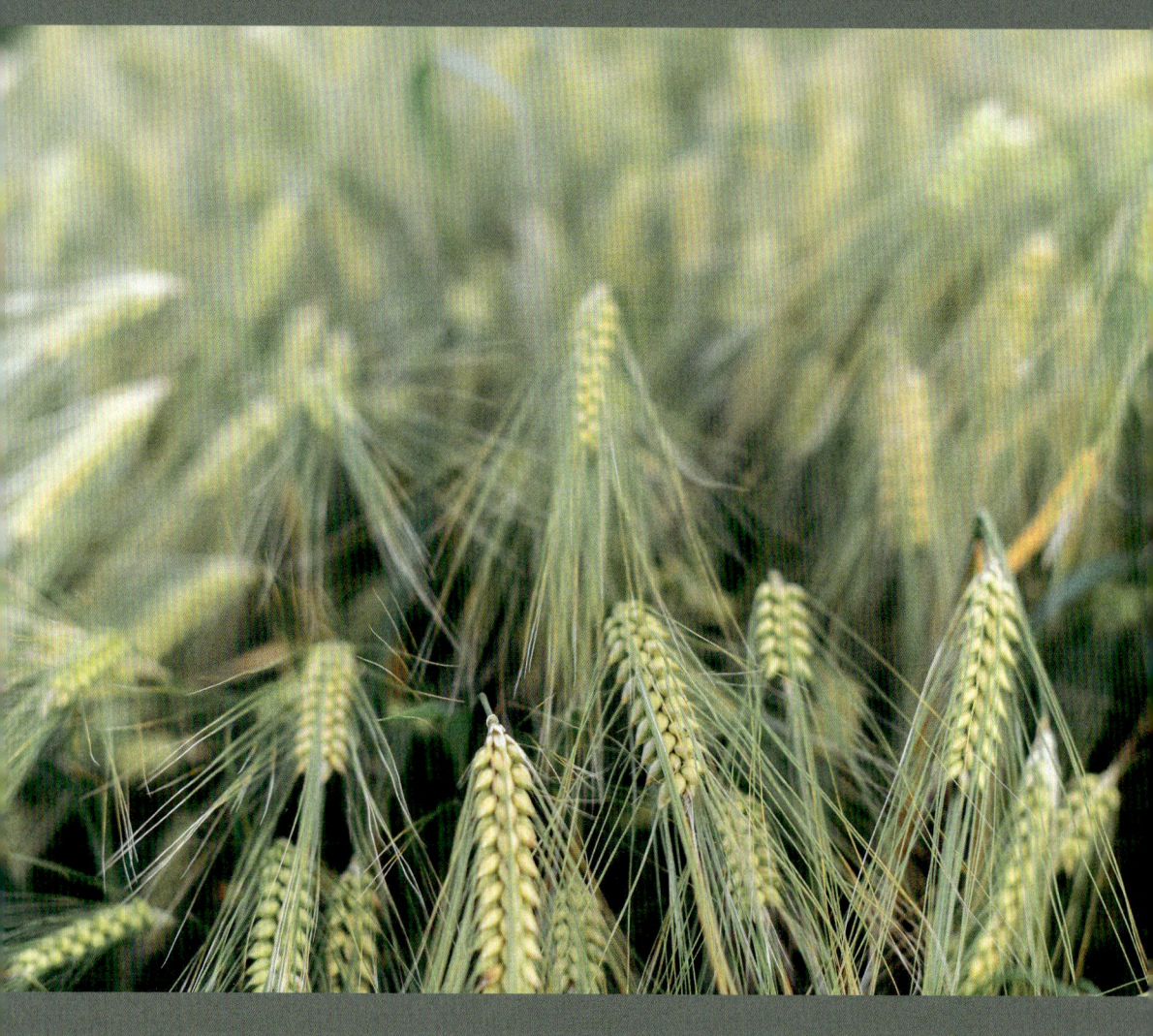

Sei du selbst die Veränderung, die du dir wünschst für diese Welt.

Mahatma Gandhi

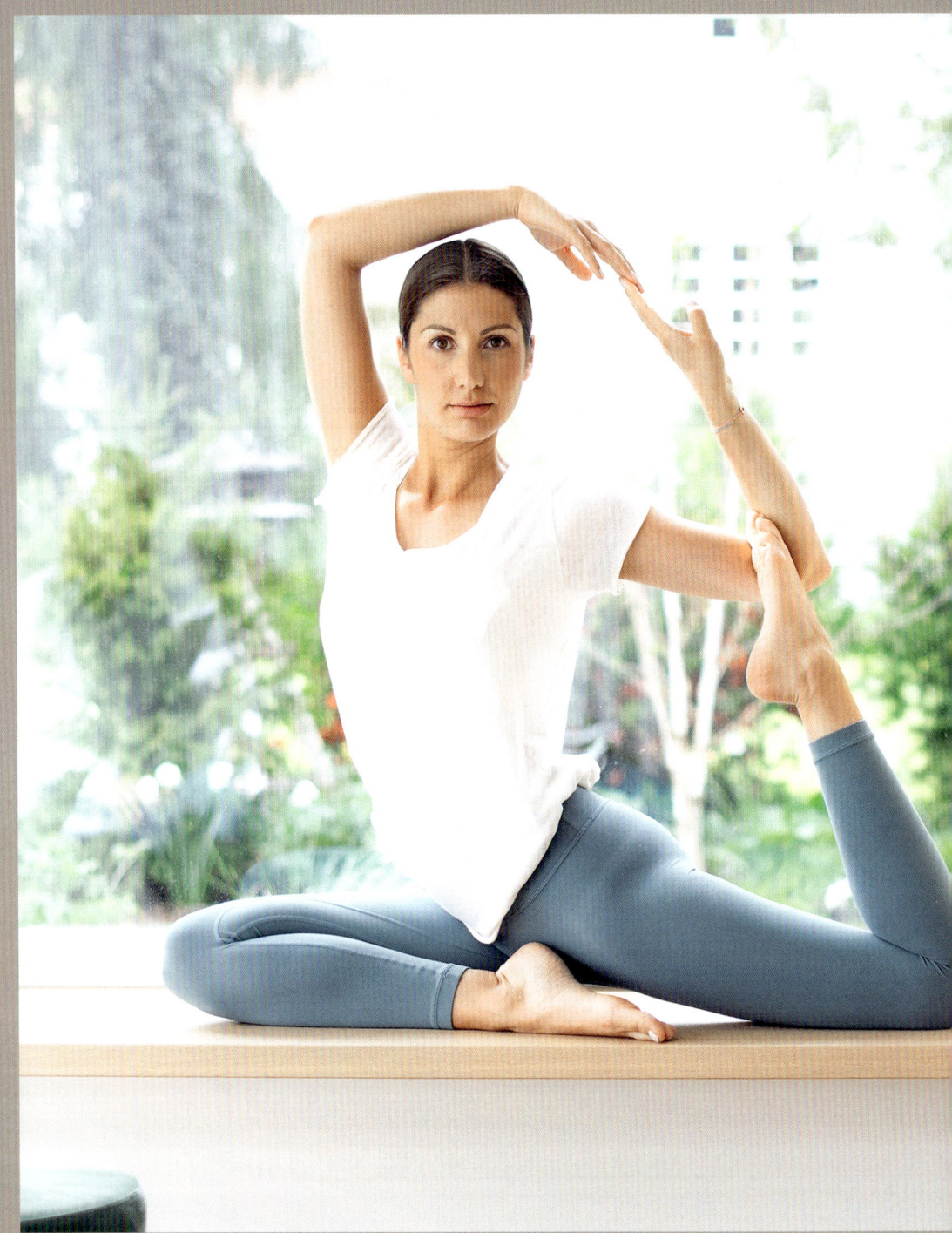

Warum Yoga?

WAS IST YOGA, WAS KANN ES UND WARUM LOHNT ES SICH, SICH AUF DIESE REISE EINZULASSEN?

WAS IST YOGA?

Wenn ich versuche, auf diese Frage eine Antwort zu geben, stoße ich unweigerlich auf eine weitere große Frage: Was ist eigentlich NICHT Yoga? Wenn du an dem Punkt angelangt bist, dich mit Yoga intensiv auseinanderzusetzen, dann wirst du feststellen, dass es viel mehr ist als eine bloße Bewegungsabfolge oder Fitnessmethode. Yoga in seiner Ganzheit gedacht eröffnet Möglichkeiten, alles um dich herum und in dir neu zu entdecken und wahrzunehmen. Es beeinflusst deine Gedanken und dein Handeln in jeder Situation. Yoga findest du in allen Bereichen des Lebens: im Glauben, in der Hoffnung, in der Liebe, in der Spiritualität, in der Philosophie, in der Moral, in der Selbstliebe, in der Leidenschaft … Yoga ist dein Bewusstsein, die Verbindung mit dir selbst, dein Fokus, deine Intuition, die sich immer weiterentwickelt, und es ist das Spüren in dich hinein, um dich herum.

Yoga ist mehr als Sport

Für einen ersten Einstieg in die Thematik ist es vollkommen normal, sich zunächst mit der physischen Seite von Yoga zu beschäftigen. Durch den Yogatrend der letzten Jahre wissen wir, dass es zahlreiche Varianten der Yogapraxis mit ihren typischen Positionen (Asanas) gibt. Eine Übersicht zu den wichtigsten Yogavarianten und wodurch sie sich unterscheiden findest du auf Seite 92.

> *Eine physische Yogaroutine soll dir dabei helfen,*
> *dich zu spüren, zu akzeptieren*
> *und weniger zu urteilen.*

Ich würde behaupten, die Motivation vieler Menschen, mit Yoga zu beginnen, entsteht häufig aus dem Bewusstsein heraus, dass sie etwas für sich tun sollten, gepaart mit dem Wunsch nach mehr Fitness und Ausgleich. Es ist also eine eher pragmatische Herangehensweise an das Thema. Und auch ich habe Yoga in Kursen kennengelernt und bin ein- bis zweimal pro Woche in ein Studio gerannt, meistens war ich spät dran, noch schnell die Yogahose übergestreift und *los in den herabschauenden Hund*. So habe ich mein Soll erfüllt, einer sportlichen Aktivität nachzugehen. Während der Stunde hatte ich die Uhr im Blick und meine Gedanken schwirrten nur so in meinem Kopf: Gleich kommt noch eine Freundin zum Essen, ich muss noch einkaufen, was genau wollte ich noch im Supermarkt holen? Heute habe ich eigentlich keine Zeit mehr für das abschließende Savasana (die „Totenstellung"; die Ruheposition in Rückenlage am Ende einer Yogastunde).
So oder so ähnlich könnte auch deine erste Begegnung mit Yoga ausgesehen haben. Vielen Menschen geht es da genauso. Für einige bleibt es dabei, für ande-

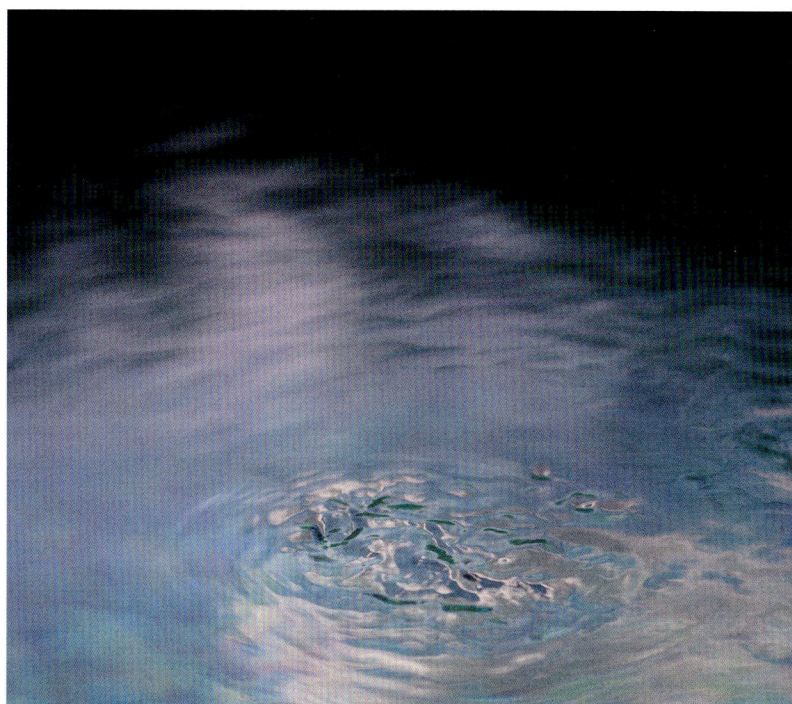

Yoga ist ein Lifestyle, eine Einstellung, die sich durch alle Lebensbereiche zieht. Aber auf der Yogamatte fängt es bei vielen an.

re könnte dies der Beginn einer unendlichen Yogareise werden, die zu Lebensprinzipien, zu Werkzeugen des Lebens verhilft und eben nicht nur auf der Yogamatte stattfindet, sondern da draußen, im echten Leben. Machen wir uns nichts vor, natürlich geht das nicht über Nacht, Yoga ist keine 30-Tage-Challenge, auch wenn sich das gut verkaufen lässt.

Yoga ist keine 30-Tage-Challenge, auch wenn sich das gut verkaufen lässt.

Für mich bietet die Yogapraxis heute immer wieder die Möglichkeit, mich mit meinem Körper zu verbinden und ihn bewusst zu spüren. Und das ist auch der Sinn dahinter: Eine physische Yogaroutine soll dir dabei helfen, dich zu spüren, zu akzeptieren und weniger zu urteilen, angefangen bei dir selbst.

Mit diesem Buch möchte ich dich dazu einladen, deinen yogischen Alltag neu zu erfinden, aufzufrischen und neue Routinen für dich zu entdecken. Dazu werden dir die wundervollen Portrait-Seiten helfen – genauso, wie sie mir dabei geholfen haben, meinen Yogaweg zu gehen. Diese besonderen Menschen teilen ihre persönlichen, yogischen Momente des Alltags, die eben nichts mit „sportlicher Bewegung" also einer Asanapraxis zu tun haben. Mit diesen neuen Routinen wirst du erfahren, dass Yoga eben viel mehr ist, als nur ein Sport.

Der Ursprung von Yoga

Yoga stammt aus Indien und ist dort seit über 5000 Jahren bekannt als Tradition, Wissenschaft, Philosophie und Wegweiser für das Leben. Hier in der westlichen Welt ist Yoga vor allem als körperliche Praxis bekannt und in den letzten Jahren immer mehr der Fitness- und Sportbranche untergeordnet, so ist zumindest meine Wahrnehmung. Die körperliche Bewegung (Asana-Praxis) bei Yoga ist aber nur ein kleiner Teil davon. Eine Motivation dieses Buches besteht darin, dass ich dir praktisch aufzeigen möchte, dass Yoga mehr bewirken kann als ein gesundes Körpergefühl und eine schlanke Silhouette – ganz im Sinne der Tradition, jedoch etwas losgelöster, zeitgemäß und individuell interpretiert.

Das Wort Yoga stammt aus dem Sanskrit; yuga oder yuj bedeutet Einheit oder auch Verbindung. Wenn wir uns über die Interpretation dieser Begriffe Gedanken machen, verstehen wir, was Yoga im Ursprung bedeutet: Yoga als Einheit meint die Verbindung zwischen Körper, Geist und Seele, das haben wir alle schon mal gehört. Diese Einheit kann primär über unsere Atmung in uns selbst stattfinden, aber auch mit allem um uns herum. Eine Ebene weiter kann diese Einheit auch so interpretiert werden, dass unser individuelles Selbst eine Verbindung mit etwas Kosmischem eingeht, dass wir uns selbst als ein Teil von etwas Größerem, Göttlichem wahrnehmen und erkennen, dass alles eins ist.

Wenn man die Tradition betrachtet, aus der Yoga entstammt, wird klar, dass es viel mehr ist als eine Sportart, auf die es hierzulande häufig reduziert wird. Yoga ist ein Lifestyle, eine Art, die Welt zu betrachten und auf sie zuzugehen. Diese Erkenntnis kann mit der körperlichen Yogapraxis beginnen, macht aber letztendlich vor keinem Lebensbereich halt. Ein yogischer Lifestyle ist für mich die Balance zwischen Stabilität und Freiheit, zwischen Anstrengung und Loslassen und ein Gefühl von Leichtigkeit und dem Vertrauen, dass alles gut wird.

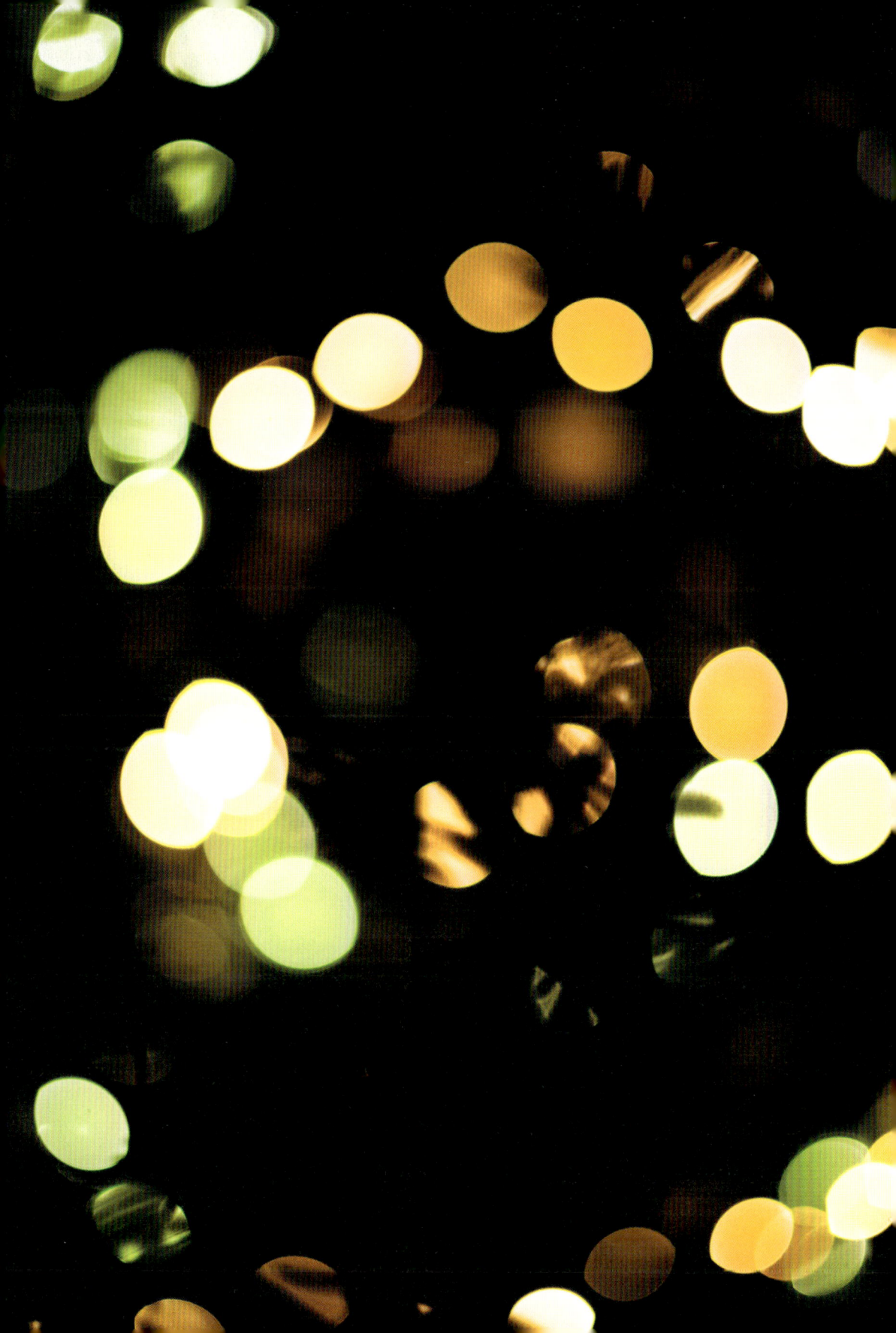

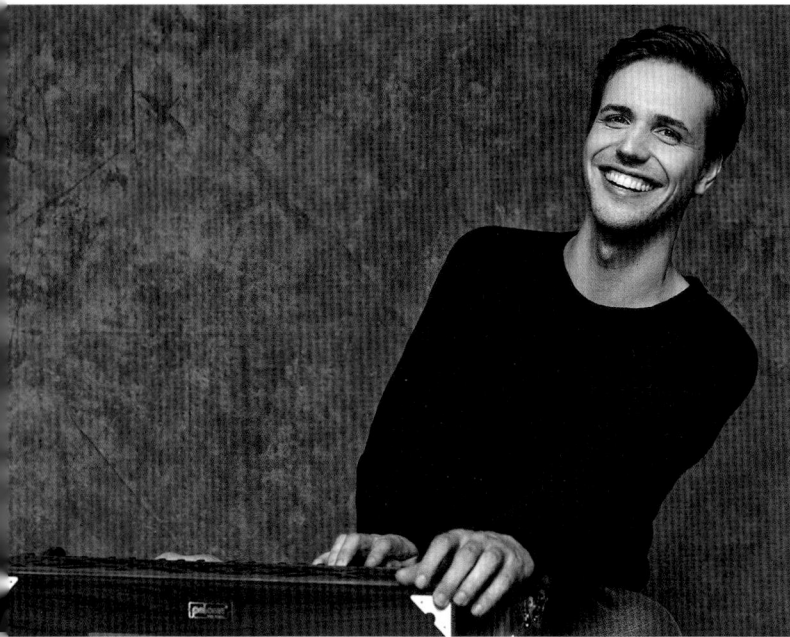

Moritz Ulrich

Ich bin seit über 15 Jahren Yogalehrer und habe nebenbei Medizin studiert. Zum Yoga bin ich durch Interesse an der Yogaphilosophie gekommen. Erst später habe ich begonnen, auch die Körperübungen, die Asanas, zu üben. Heute leite ich eine Jivamukti-Yoga-Schule in Berlin und bilde Yogalehrende aus.

Yoga ist für mich das Gefühl von Einheit mit allem, was uns umgibt. Ein unbeschreibliches Gefühl gefüllt mit Urvertrauen. Yoga ist Erleuchtung. Kleine Erleuchtungsmomente kann man immer wieder im Alltag finden, wenn wir uns darauf einstellen und uns dazu bereit erklären. Eigentlich, glaube ich, kann man Yoga gar nicht in Worte fassen, auch wenn wir das immer wieder versuchen. Yoga ist nichts, was man üben kann. Das Einzige, das wir *üben* könnten, sind Asanas, die uns dabei unterstützen, zu erkennen, warum wir uns gerade nicht in einem Zustand absoluter Glückseligkeit befinden.

Ich selbst versuche ein paarmal die Woche auf die Yogamatte zu gehen. Außerdem liebe ich das Singen von Mantras und das kann man wirklich fast überall und immer machen, manchmal laut, manchmal leise und still im Inneren. Das hilft mir vor allem in Situationen, in denen äußere Faktoren scheinbar schuld an meinem Unwohlsein sind. Am größten ist der Effekt, wenn ich es schaffe, in einem Moment des Unwohlseins, der Wut oder der Angst den Weg ans Harmonium zu finden. Mit diesem zu spielen und dazu Sanskrit zu singen schafft es, mich sofort mit einem wunderbaren Wohlgefühl zu erfüllen. Es heißt, dass der Klang des Sanskrit die Bedeutung und den Inhalt überträgt und weit über jegliche intellektuelle Bedeutung oder Übersetzung hinausgeht. Sanskrit spricht direkt das Herz an. Mit jeder Yogapraxis kann ich mich vor allem daran erinnern, dass nur ich selbst für meine Gedanken verantwortlich bin. Das ist unglaublich befreiend und inspirierend, da ich dann sofort damit aufhöre, anderen die Schuld an irgendetwas geben zu müssen, und meine Situation und mein Leben selbst in die Hand nehmen kann.

Ein unendliches Om

Zeitaufwand 5–10 Min. täglich

„Om" bedeutet Einheit, also Yoga. Das Singen von Om ist eine direkte Yogapraxis. Außerdem hilft die Arbeit mit Schwingungen und Vibrationen, dein Gehör zu verfeinern, um so wieder genauer und tiefgründiger Dinge wahrzunehmen. Singen im Allgemeinen verlängert die Ausatmung und löst Spannungen im Gesicht und im Zwerchfell. Für mich wirkt Om wie ein kosmischer Reset-Knopf, der für den Moment alles auf null zurücksetzt.

So funktioniert's:
Finde einen bequemen Sitz. Schließe die Augen. Stelle einen Timer auf 5 Min. *Töne* den Laut „Om" mehrmals hintereinander. Fokussiere dich dabei vor allem auf das summende „m" am Ende und ziehe es in die Länge. Achte darauf, dass du nicht außer Atem gerätst, du solltest dich zu jeder Zeit entspannt fühlen. Zusätzlich kannst du während des „m"-Lautes anfangen zu kauen und so die Vibrationen spürbar in verschiedene Bereiche des Kopfes lenken. Verweile am Ende einen Moment in Stille und lausche allem um dich herum ganz aufmerksam, ohne es zu beurteilen.

Mein Tipp für dich und die Erweiterung der yogischen Routine
Suche im Internet nach Mantrasängern und -sängerinnen, deren Gesang dir besonders gut gefällt. Spiele ihre Musik und singe mit!

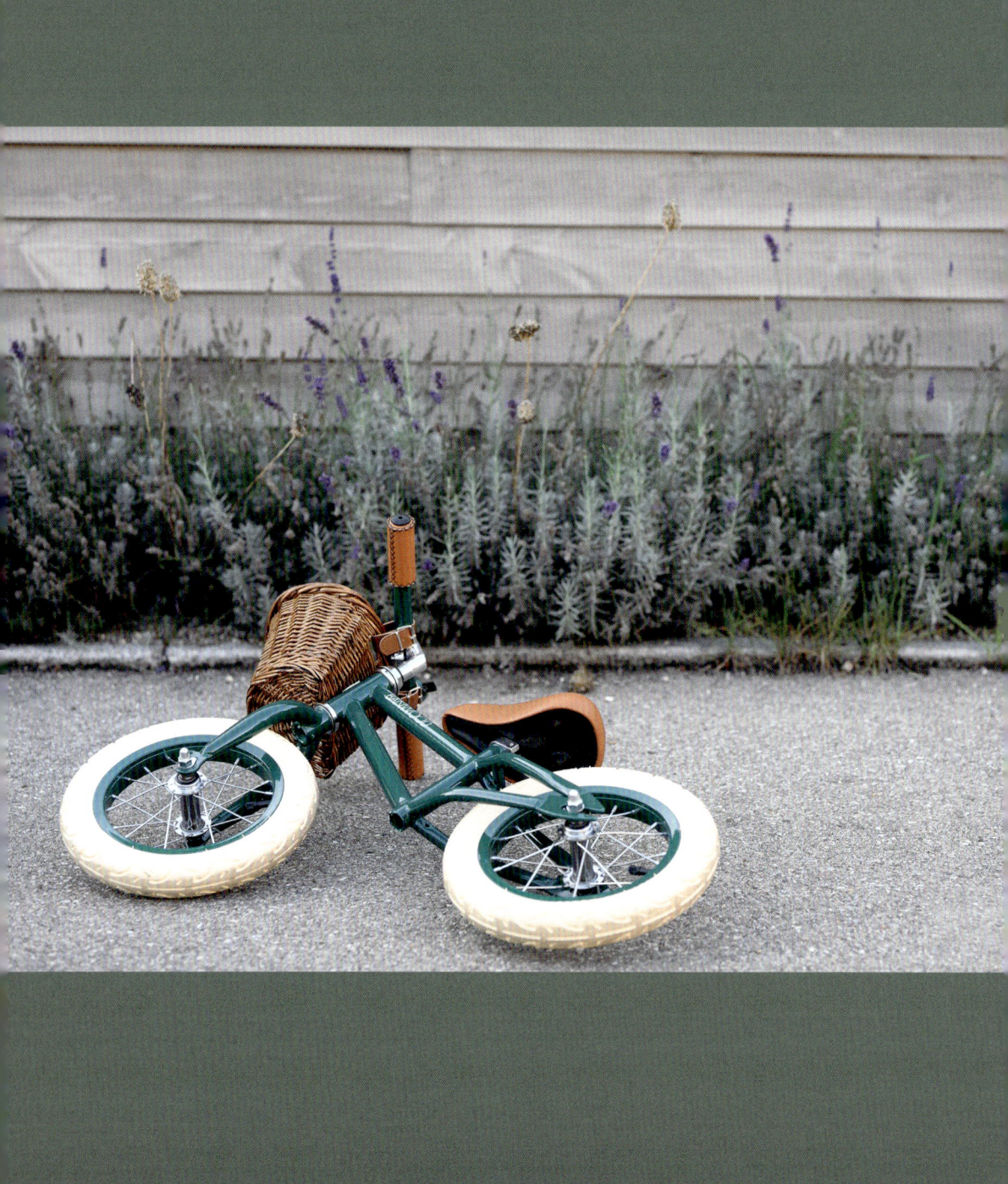

*Reich ist,
wer weiß, dass er
genug hat.*

Laotse

DAS YOGALEXIKON

In der Yogaszene hat sich über die Jahrhunderte hinweg ein Fachjargon etabliert. Er ist als eine Art Schatzkiste an Wörtern zu verstehen, deren Bedeutung wir kennen sollten, wenn wir uns mit Yoga beschäftigen. Yoga ist viel mehr als nur eine Sportart – es ist ein Lebensstil, der uns, wenn wir ihn in all seinen Facetten begreifen, auf unserem Weg enorm weiterbringen kann. Ich selbst nutze diese Übersicht gerne als kleine Erinnerung und jedes Mal entdecke ich etwas neu, das ich mir ins Bewusstsein zurückhole.

Diese Übersicht soll dir die für dich vielleicht neuen Fremdwörter näherbringen. Sie hat dabei nicht den Anspruch auf Vollständigkeit, sondern ist ein kleiner Auszug an Begriffen, die mir persönlich auf meinem yogischen Lebensweg weitergeholfen haben. Zu manchen gibt es verschiedene Definitionen und sicherlich auch Aspekte, die ergänzt werden könnten. Falls dich ein Thema mehr interessiert, kannst du dieses Lexikon als eine Art kleine Einladung sehen, dich weiter auf die Suche zu begeben und neue Zusammenhänge für dich und deinen yogischen Lebensstil zu entdecken. Du kannst dir sicher sein: Es ist eine überaus spannende Reise, die viele Überraschungen bereithält!

Achtsamkeit: ein bewusster Geisteszustand im Hier und Jetzt ohne Gedanken an die Vergangenheit oder Zukunft. Das Bewusstsein richtet sich auf den gegenwärtigen Moment.

Affirmation: eine positive Bewertung einer Aussage, Situation oder Handlung. Dies kann etwa bei der Ausübung von Asanas oder anderen Yogaroutinen helfen, deren positive Wirkung auf Körper und Geist zu verstärken.

Asana: wörtlich übersetzt: Haltung, Sitz; Körperhaltungen im Yoga. Es handelt sich dabei um die Positionen, die bei einer körperlichen Yogapraxis eingenommen werden (etwa die Kobra oder der herabschauende Hund). Asana ist auch eine Stufe des achtgliedrigen Pfades nach Patanjali (siehe Ashtanga).

Ashtanga (ashta = acht, anga = Glied): der achtgliedrige Pfad als Wegweiser für einen yogischen Lebensstil aus Patanjalis Yogasutra. Dieser ist als eine lebenslange Reise zu begreifen, in der man sich dem letzten Glied, der Erleuchtung oder auch inneren Freiheit, annähert. An dieser Lehre orientieren sich viele Yogastile. Die acht Glieder lauten: Yamas (fünf ethische Prinzipien; siehe auch Yamas), Niyamas (Haltung nach innen, Reinheit, Zufriedenheit, Disziplin, Selbststudium, Hingabe an etwas Göttliches), Asana (körperliche Praxis/Übungen), Pranayama (Atmung), Pratyahara (Rückzug der Sinne), Dharana (Konzentration, Fokus des Geistes), Dhyana (Meditation), Samadhi (Glückseligkeit/Erleuchtung).

Ayurveda: wörtlich übersetzt: das Wissen vom Leben. Ayurveda ist eine traditionelle indische Heilkunst aus Indien, bei der sowohl Heilkräuter zum Einsatz kommen als auch Massagetechniken, eine spezielle Ernährung sowie Yogapraktiken. Es handelt sich also eigentlich um eine ganzheitliche Philosophie, die auf die Gesundheit von Körper und Geist ausgelegt ist.

Bhakti: die Hingabe an etwas Göttliches, eine Form der Gottesliebe, die Bestandteil verschiedener Religionen (unter anderem Hinduismus und Islam) ist. Nach dem Glauben beschreibt diese Hingabe an Gott einen Weg zur Erlösung.

Blume des Lebens: ein Energiesymbol bestehend aus einem sechseckigen Gitterornament. An jedem Gitterpunkt schneiden sich Kreise, sodass benachbarte Gitterpunkte durch eine Linsen- oder Blütenblattform verbunden werden (insgesamt 90 Stück). Die Blume des Lebens gilt als Muster allen Seins, als Bauplan für alles Vorhandene, als Grundmuster der Schöpfung. Man sagt, der Aufbau ähnele der genetischen Codierung unserer DNA, des gesamten Wissens des Universums. In ihr finde man die Regeln der Mathematik, Geometrie, Physik sowie aller Lebensformen wieder.

Buddha: der Ehrenname des indischen Religionsstifters Siddhartha Gautama (563–483 v. Chr.), dessen Lehre die Weltreligion des Buddhismus begründet.

Chakren: Energieknotenpunkte im Körper; Rad bzw. drehendes Energiezentrum zwischen dem physischen Körper und dem feinstofflichen Körper. Die sieben Hauptchakren sind Sahasrara (Scheitelchakra), Ajna (Stirnchakra), Vishuddha (Halsoder Kehlchakra), Anahata (Herzchakra), Manipura (Nabelchakra), Svadhisthana (Sakral- oder Sexualchakra), Muladhara (Wurzelchakra).

Guru: ein religiöser Titel für einen spirituellen und verehrungswürdigen Lehrer. Ein Guru zeigt einen Weg aus der Dunkelheit – so kann ein Guru seinen Schüler aus der Unwissenheit geleiten.

Higher Self: wörtlich übersetzt: höheres Selbst; ein ewiges, allmächtiges, bewusstes und intelligentes Wesen, das in jedem von uns steckt. Unser wahres Selbst. Der

Begriff wurde unter anderen von Laura Malina Seiler geprägt, die das Higher Self als den Ursprung, die wahre Essenz und als reinen Ausdruck von Liebe und Mitgefühl bezeichnet. Das Higher Self ist die persönliche Friedenszone voller Mitgefühl, voller Nähe, voller Wahrheit, Authentizität und die Verbindung mit allem, was auf dieser Erde existiert.

Karma: ein spirituelles Konzept, nach dem jede Handlung, jeder Gedanke, jedes Wort unweigerlich eine Folge mit sich bringen. Gleiches bringt Gleiches. Diese Folge kann nicht nur in diesem Leben wirksam werden, sondern auch in zukünftigen Leben.

Mala: eine Gebetskette aus 108 Perlen oder Steinen, die für die Wiederholung von Mantras oder Gebeten eingesetzt wird. Die Perlen lässt man während des Gebets durch seine Finger gleiten und kann dadurch in die Stille gelangen.

Mantra: eine heilige Silbe, ein Wort, ein Vers, deren oder dessen Klang bzw. Klangkörper eine spirituelle Kraft bewirkt bzw. bedeutet. Die beiden Silben man (Geist) und tram (Schutz bzw. Instrument) beschreiben die Bedeutung und das Ziel, den Geist zu beruhigen, sich zu fokussieren oder Gewohnheiten zu durchbrechen. Mantren werden gesungen, gesprochen oder auch nur Gedanken wiederholt und dienen dazu, eine Meditation zu vertiefen.

Meditation: das Wort „meditatio" stammt aus dem Lateinischen und bedeutet Nachdenken. Meditation ist eine bewusstseinserweiternde Übung, eine spirituelle Praxis, mit der sich der Geist beruhigen soll, um wieder Fokus und Konzentration für das Wesentliche zu erlangen. Es handelt sich also um eine Achtsamkeitsübung (siehe Achtsamkeit).

Moksha: innere Freiheit, Erlösung oder Befreiung, das Ausbrechen aus dem Kreislauf der Wiedergeburten. Moksha ist im Hinduismus allgemein das letzte der vier Lebensziele. Die anderen sind Wohlstand, Religion, Gesetz oder Ordnung, Lust oder Leidenschaft.

Nadis: Energieleitbahnen, deren Verdichtungen im Körper als Chakren bezeichnet werden (siehe Chakren).

Namaste: eine Grußgeste, ein Ausdruck von tiefem Respekt; eine Zusammensetzung aus náma (Verbeugung) und aste (zu dir). Führe dazu beide Handflächen vor deinem Herzen zusammen, schließe die Augen und neige den Kopf nach unten. Lege für eine andere Variante die Hände vor dem dritten Auge (Stirn) zusammen und senke sie dann vor das Herz.

Om: eine heilige Silbe (auch Aum). Es ist nach hinduistischem Glauben der transzendente Urklang, aus dem das Universum entstanden ist, und steht für das Ganze. In der yogischen Praxis wird mit dieser Silbe oft die Stunde eingeläutet oder beendet, sie hilft auch bei der Meditation, um Körper und Geist durch die entstehenden Schwingungen beim Tönen des Om in Einklang zu bringen.

Prana: Lebensenergie, Lebenskraft, die den Körper durchdringt. Nach Swami Sivananda Saraswati (1887–1963), einem großen Yogameister, ist Prana gleichzusetzen mit dem Leben aller Wesen, es findet sich also in uns allen gleichermaßen und dadurch auch in allen unseren Handlungen wieder.

Pranayama: eine spezielle Praktik, bei der durch Atemübungen Körper, Geist und Seele zusammengeführt und in Einklang gebracht werden sollen.

Sanskrit: die heilige Sprache, eine der ältesten und ursprünglichsten Sprachen, die Sprache der Veden, des Yoga. In den Silben des Sanskrit sind die Urklänge (siehe auch Om) enthalten, aus denen das Universum entstanden ist.

Spiritualität: das Wort „spiritus" stammt aus dem Lateinischen und bedeutet: die Suche, die Hinwendung einer nicht fassbaren, nicht rational erklärbaren Wirklichkeit, der Glaube an etwas Größeres. Spiritualität kann die Frage nach der Sinnhaftigkeit des Lebens beantworten und das gesamte Dasein erklären. Für jeden Menschen kann Spiritualität etwas anderes bedeuten und umfasst häufig eine lebenslange Suche danach.

Sutra: beschreibt einen kurzen Lehrsatz, meist in Versform; zu finden in der altindischen Literatur. In der Mehrzahl „Sutras" handelt es sich um eine Sammlung solcher Lehrsätze. Eine bekannte Sammlung solcher Sutras ist das Yogasutra von Patanjali. Hier heißt es etwa: „Yoga ist das Zur-Ruhe-Bringen der Gedankenwellen im Geiste."

Yamas: eine Art Verhaltenskodex mit fünf Prinzipien: Ahimsa (nicht verletzen), Satya (Wahrhaftigkeit), Asteya (nicht stehlen), Brahmacharya (Vermeidung von sexuellem Fehlverhalten) und Aparigraha (Abwesenheit von Gier); die erste Stufe nach Patanjali (siehe Ashtanga).

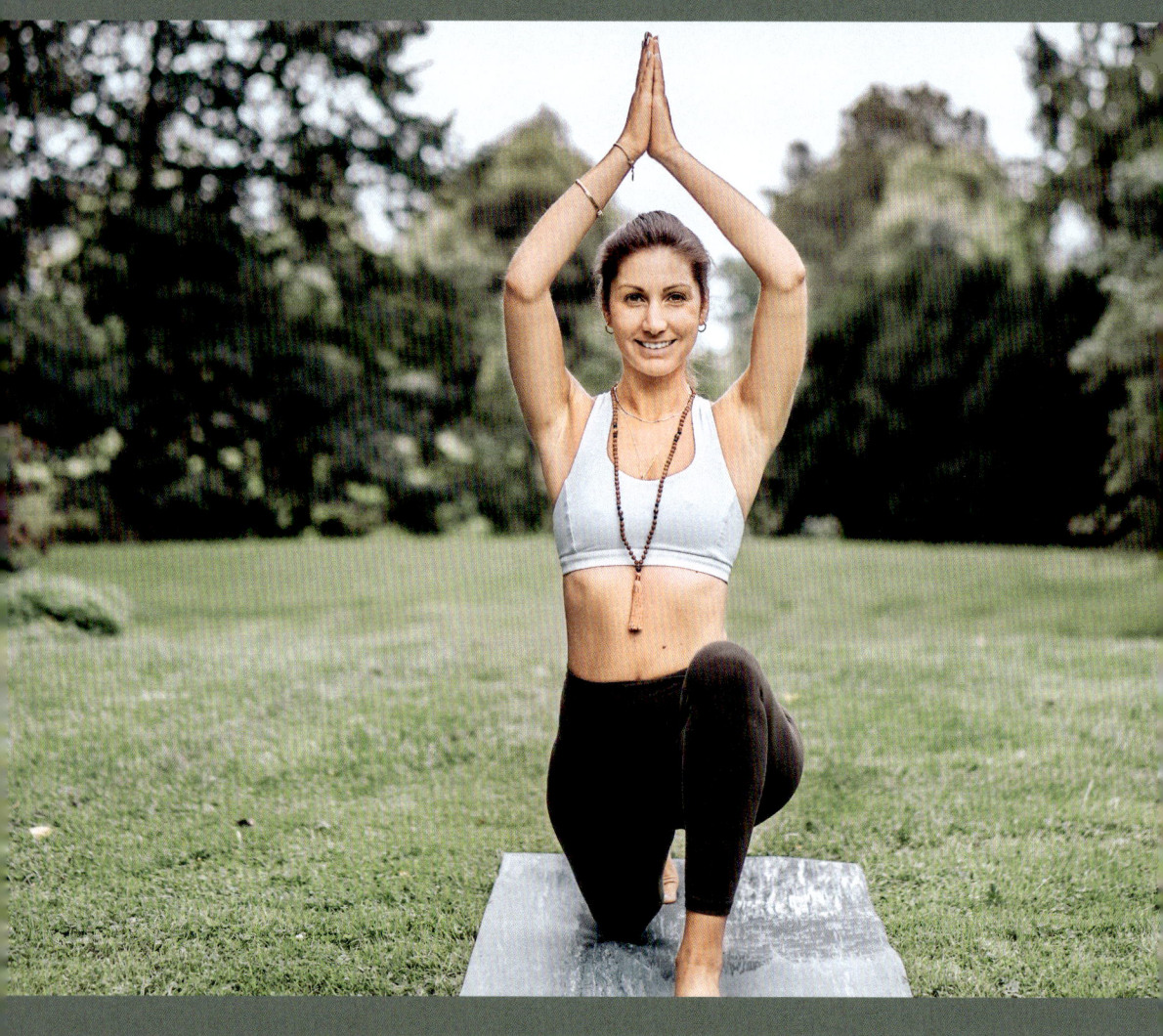

*Ich habe ent-
schieden, glücklich
zu sein, weil es
meiner Gesundheit
bekommt.*

Voltaire

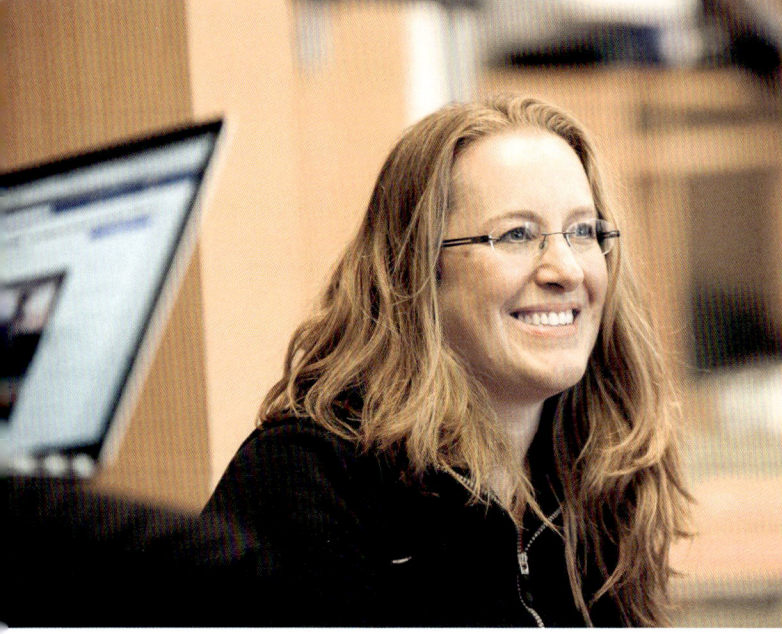

Eva Balzer

Mein Name ist Eva Balzer und ich wohne mit meiner Tochter Emma in Frankfurt am Main. Vor etwa zehn Jahren las ich das Buch „Der Diamantschneider" von Geshe Michael Roach und obwohl ich sehr skeptisch war, wollte ich unbedingt herausfinden, ob die Erklärungen aus den alten Schriften, wie die Welt funktioniert, auch stimmen. Nachdem ich meinen Umsatz als selbstständige qualitative Marktforscherin verdoppelt hatte (ohne mehr zu arbeiten), war ich bereit, das System weiter auszuprobieren. Das Beste, was ich bisher gepflanzt habe, ist aber, dass ich meine Gesundheit und meine Zufriedenheit auf ein Level steigern konnte, das ich bis dahin nicht gekannt hatte.

BERATERIN IM YOGISCHEN SINNE

Ich bin unglaublich dankbar, dass Geshe Michael Roach die Weisheit der alten Schriften 25 Jahre lang in buddhistischen Klöstern studiert und sie in einfache und anwendbare Werkzeuge für den Alltag übersetzt hat. 2016 gründete ich die Diamond Management GmbH mit dem Ziel, dieses Wissen auch in der Wirtschaftswelt bekannter zu machen. Meine Vision ist es, dass wir das vorherrschende Modell des Wettbewerbs ablösen und Managern und Entscheidern logisch nachweisen, dass aller Erfolg ursächlich auf Geben beruht. Im Rahmen meiner Beratungstätigkeit für Unternehmen lernte ich 2020 Mira kennen und ich freue mich sehr über ihr intuitives Verständnis für meinen Ansatz und ihr Anwenden dieser wunderbaren Prinzipien.

Ich habe mit Yoga während meiner Schwangerschaft angefangen und es hat mir unglaublich geholfen. Ich bin sehr unbeweglich und um ehrlich zu sein: Mir macht Yoga nicht wirklich Spaß. Aber es tut mir einfach gut und ich habe verstanden, dass es wichtig für mich ist. So arbeite ich daran, eine regelmäßige Praxis zu etablieren. Auch wenn mir das noch nicht täglich gelingt, so bleibe ich doch dran – und wenn ich morgens nur die Yogamatte ausrolle und mich kurz draufstelle.

Laut der alten Schriften pflanzt dies einen Samen für eine neue Gewohnheit und so kann ich mit Leichtigkeit, aber auch mit der Sicherheit, dass es funktionieren wird, eine Routine etablieren. Meine größte Inspiration im Yoga ist es, jedes Asana jemandem zu widmen, also für eine andere Person zu tun. Wenn ich mich strecke und dies der Gesundheit meiner Eltern widme, dann komme ich immer noch einen Zentimeter weiter. So macht Yoga für mich einfach noch mehr Sinn.

GEISTIGE SAMEN PFLANZEN

Die alten Schriften besagen, dass alles, was wir tun, sagen und denken, einen Abdruck in unserem Geist hinterlässt. Wir nennen diese Abdrücke auch geistige Samen und davon pflanzen wir 65 pro Sekunde. Diese Samen verdoppeln sich in unserem Geist alle 24 Stunden. Sie öffnen sich in derselben Rate und erschaffen unsere Realität. Dieser Prozess ist auch unter dem Begriff „Karma" bekannt. Das bedeutet, dass immer, wenn wir etwas Gutes für einen anderen Menschen tun, dies als positives Ergebnis zu uns zurückkommen muss – vor allem wenn wir es gern und bewusst getan haben. Damit sich diese positiven Samen schnell öffnen, ist es wichtig, dass wir diese begießen. Diese Praxis nennen wir im Diamantschneider-System die Kaffee-Meditation (obwohl sie weder etwas mit Kaffee noch mit Meditation zu tun hat).

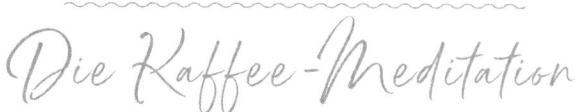

Die Kaffee-Meditation

Zeitaufwand 5–10 Min. täglich / am besten vor dem Schlafengehen

So funktioniert's:

Finde einen gemütlichen Sitz (vielleicht sogar im Bett direkt vor dem Einschlafen). Erinnere dich daran, was du Gutes für andere getan hast, und freue dich darüber. Dies können kleine Dinge sein wie ein freundliches Lächeln, eine Unterstützung bei den Hausaufgaben, eine Entlastung im Haushalt, aufmerksames Zuhören oder ein großzügiges Trinkgeld. Reflektiere den Tag oder erinnere dich auch an schon länger vergangene gute Taten, Worte und Gesten, die von Herzen kamen. Ganz entspannt erfreust du dich an allem, was du gegeben oder für andere getan hast. Wenn du es direkt vor dem Einschlafen machst, ist das besonders gut, denn die Samen, die du dadurch pflanzt, können so die ganze Nacht „durchwässern". Somit können sie, nach dem Gesetz des Karmas, schnell als gewachsene Ergebnisse in Form von Freundlichkeit, Unterstützung, Entlastung, Aufmerksamkeit oder Großzügigkeit zu dir zurückkommen. Das macht dich glücklicher, zufriedener und stärker und so kannst du dich noch besser um andere Menschen und Lebewesen kümmern.

NOCH EIN PERSÖNLICHER TIPP FÜR DICH

Meine Kaffee-Meditation bereite ich oft schon tagsüber vor und denke im Laufe des Tages bewusst daran, gute Samen zu pflanzen, während ich etwas Gutes für andere tue. Zusätzlich ist es eine yogische Praxis, sich über die guten Taten und über die Erfolge anderer Menschen zu freuen, etwa wenn du jemanden siehst, der sehr wohlhabend und sehr großzügig ist, oder wenn du Menschen triffst, die wundervolle, harmonische Beziehungen führen und immer freundlich zu anderen oder immer gesund und voller Energie sind. Wenn du es ihnen gönnst und dich für sie freust, dann – so sagen die alten Schriften – bekommst du zehn Prozent des guten Karmas. Das ist für mich ein guter Grund, nicht neidisch auf sie zu sein, sondern mich für sie zu freuen – das macht im Übrigen auch mehr Spaß.

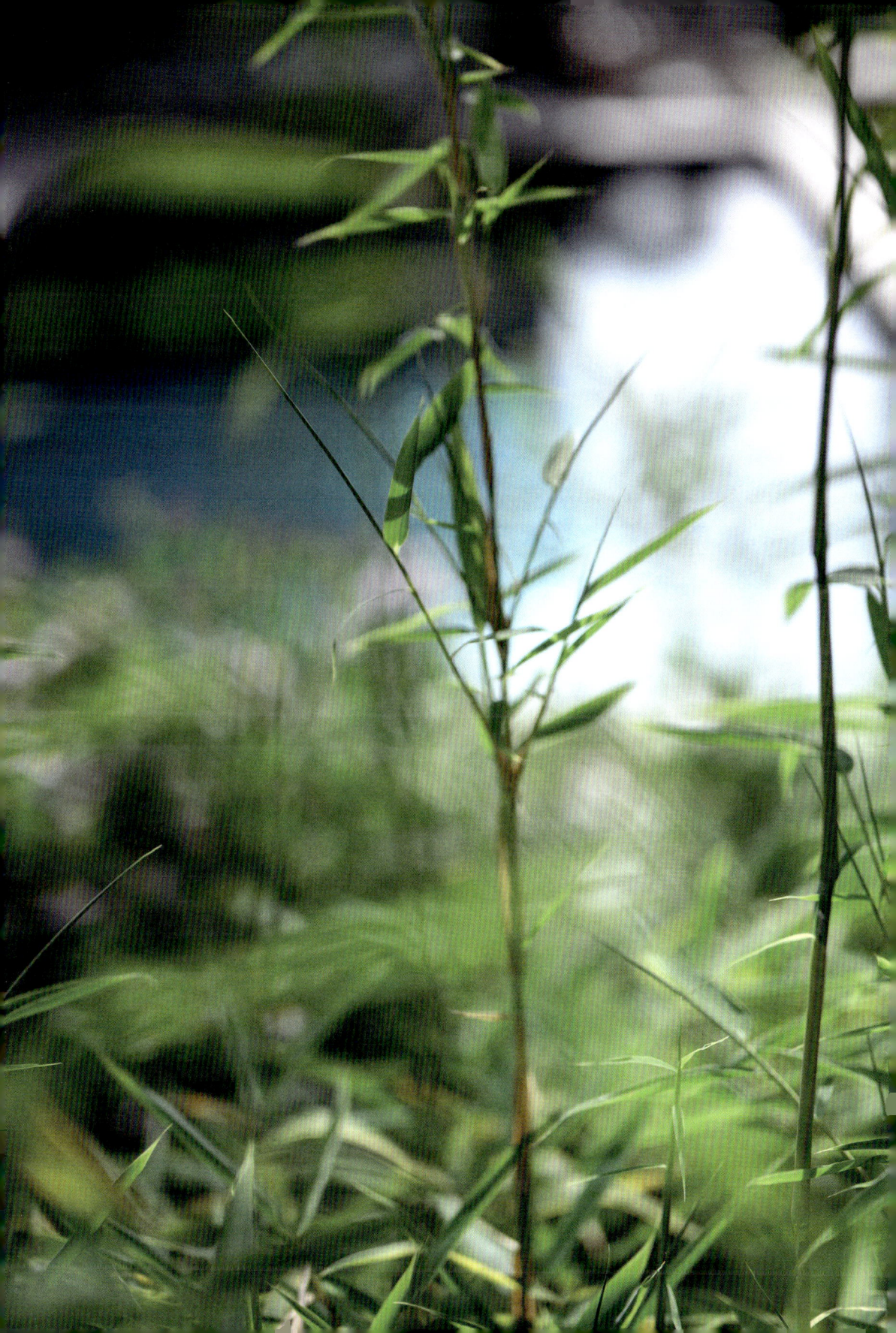

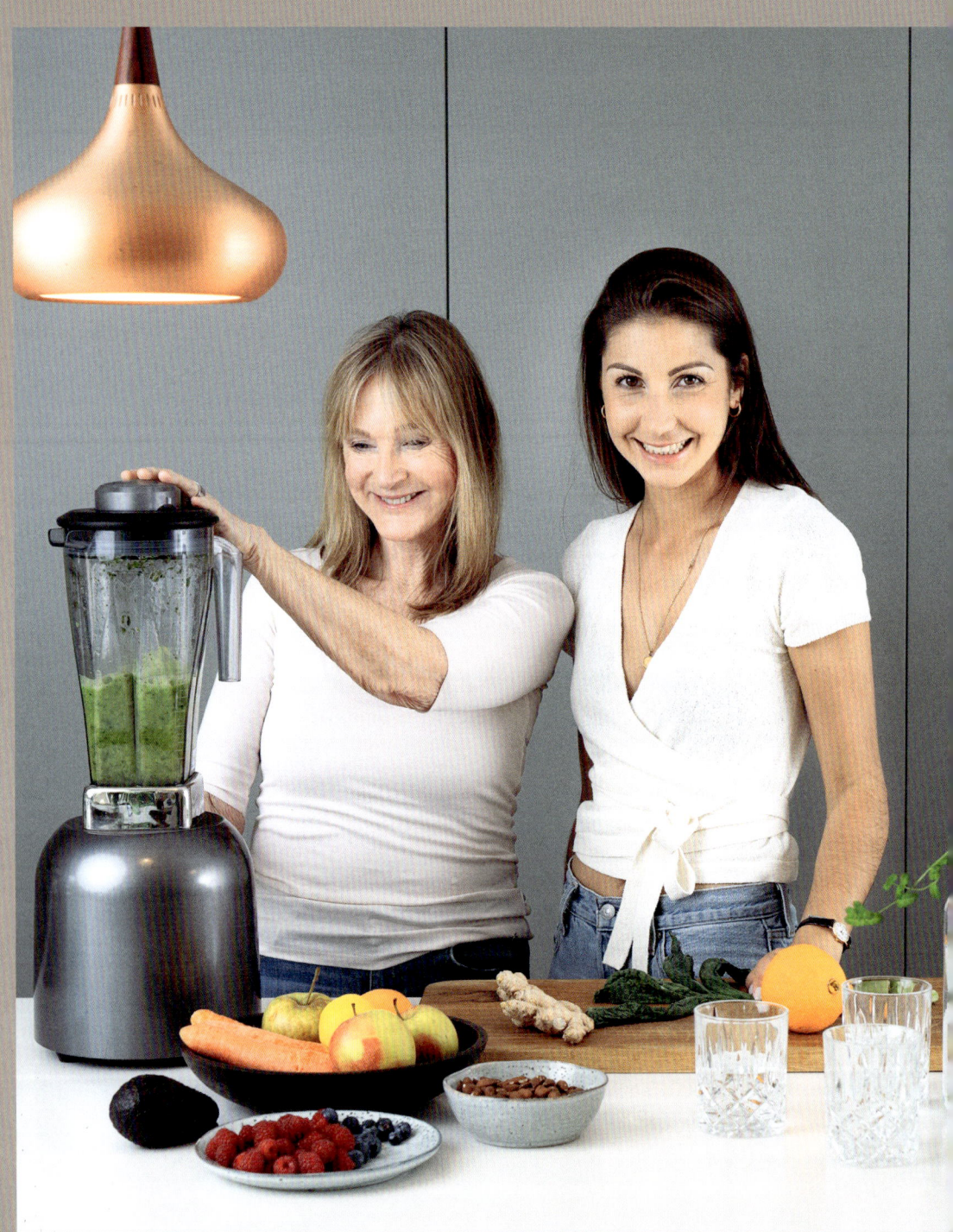

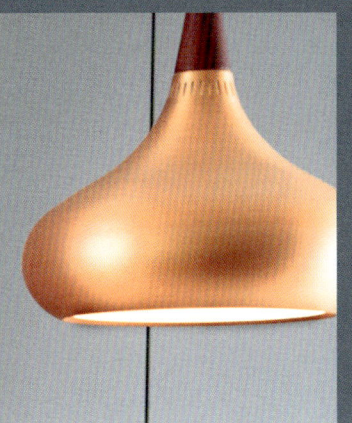

Yoga & Ernährung

BRINGE DICH DURCH DEINE ERNÄHRUNG
ZUM STRAHLEN – VON INNEN UND
AUSSEN.

Beim Thema Ernährung stoße ich gefühlt immer häufiger auf Ablehnung, wenn es darum geht, seine Gewohnheiten zu ändern und den Konsum tierischer Lebensmittel zu überdenken. Vor allem das Wort „vegan" löst bei dem einen oder anderen eine starke Abwehrhaltung aus, als ob derjenige etwas verteidigen müsste. Immer wieder höre ich den Spruch „Du mit deinem vegan". Du verstehst mich an dieser Stelle vielleicht aus eigenen Erfahrungen heraus, die du zu diesem Thema gemacht hast.

Immer wieder höre ich den Spruch
„Du mit deinem vegan".

Aber warum reagieren viele Menschen so extrem? Das hängt vielleicht mit dem Thema Essen zusammen: Nahrungsaufnahme ist gekoppelt an ein Gefühl, an etwas Schönes und Geselliges. Man sitzt zusammen, genießt ein gutes Essen und erfreut sich am Leben. Sicher prägen uns auch unsere Erinnerungen an die Kindheit, Gerichte von zu Hause und traditionelle Speisen, die wir nicht gerne aufgeben möchten. Es ist also überhaupt kein Wunder, dass das Thema Ernährung emotional aufgeladen ist.

DIE YOGISCHE ERNÄHRUNG

Wie du gesehen hast, ist eine yogische Lebensweise sehr umfangreich und beeinflusst viele unserer Lebensbereiche. Ernährung gehört da natürlich auch dazu. Aber was genau macht eine yogische Ernährung aus? Ich habe durch die Beobachtung meines Umfelds bemerkt, dass die Umstellung der Ernährung in sehr vielen Fällen der entscheidende Türöffner für eine Veränderung des Mindsets, des Bewusstseins für alles im Leben, ist. So war es übrigens auch bei mir persönlich. Durch die Erkenntnis, „dass du bist, was du isst", verändert sich automatisch die Wahrnehmung und auch das Bewusstsein für viele Dinge im Leben.

Oft ist eine Umstellung der Ernährung
der entscheidende Türöffner
für eine Veränderung des Mindsets.

Ich habe mich auf einmal mit vielen neuen Fragen beschäftigt: Woher kommen die Produkte, die ich kaufe und tagtäglich konsumiere? Welche Zusatzstoffe sind darin

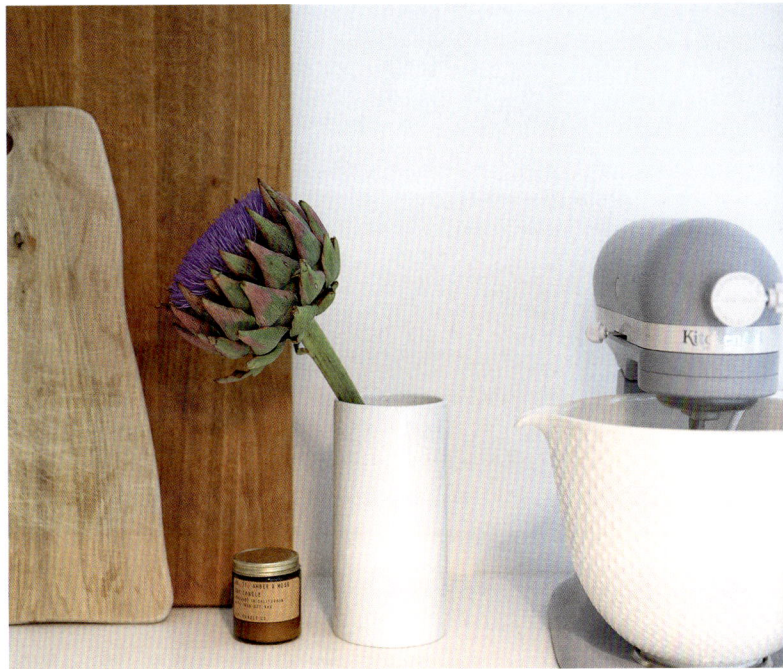

Durch die Beschäftigung mit Yoga habe ich auch begonnen, mein Konsumverhalten zu hinterfragen: Woher kommt unsere Nahrung?

enthalten? Welche Bestandteile stecken in all den chemischen Putzmitteln? Sind meine Kosmetikprodukte tierversuchsfrei? Unter welchen Bedingungen wird die Kleidung, die ich trage, produziert? Es kamen immer mehr dazu. Kurzum: Ich entwickelte ein Bewusstsein für Natürlichkeit, Selbstliebe und Nachhaltigkeit. Ein solches Bewusstsein kann der entscheidende Beginn für einen ganzheitlich gesunden und yogischen Lebensstil sein.

Yogische Ernährung ist für mich immer tierfrei und sollte niemals mit dem Leid eines anderen Lebewesens einhergehen. Trotz aller Argumente ist meine Erfahrung bei Tischdiskussionen, dass es sehr lange dauert, bis jemand seine Essgewohnheiten wirklich ändert. Oft sind es dann leider erst schwere Erkrankungen – die eindringliche Sprache des Körpers –, die Menschen dazu bringen, sich wirklich mit diesem Thema auseinanderzusetzen. Die bei uns überwiegende Kultur des Fleischessens hält sich hartnäckig und tote Tiere auf den Tellern werden als völlig normal angesehen. Ich würde so weit gehen, zu behaupten, dass kaum eine Gesellschaft so übergewichtig und krank ist und dennoch auf ihren sturen Gewohnheiten beharrt, wie die unsere.

Ich ernähre mich seit Jahren vegan und bin der lebende Beweis, dass man dadurch nicht verhungert und es einem auch sonst an nichts fehlt. Mehr noch, ich erfreue mich jeden Tag daran, dass ich durch meine Ernährung nicht zum Leid und zur Tötung anderer Lebewesen beitrage. Wenn doch nur alle Menschen so denken könnten, hätte dies die Kraft, unseren Planeten und viele Leben zu retten!

In diesem Zusammenhang fällt mir ein Mantra ein. Es war auch das erste, das ich auswendig kannte:

Lokah samastah sukhino bhavantu. Mögen alle Lebewesen überall glücklich und frei sein und mögen meine Worte, Gedanken und Taten in irgendeiner Art und Weise zum Glück und zur Freiheit aller beitragen.

Falls du wirklich yogisch leben möchtest, sehe ich es sehr klar und gleichzeitig radikal – so wie K. Pattabhi Jois, Begründer des Ashtanga-Yoga, und auch Sharon Gannon, Begründerin des Jivamukti-Yoga, und sicherlich viele weitere inspirierende Lehrer es beschreiben: Eine vegane oder zumindest vegetarische Ernährung ist die Grundvoraussetzung für einen yogischen Lebensstil. Wie kannst du liebevoll sein, wenn du das Fleisch anderer Lebewesen isst? Wenn du Fleisch isst, ist immer Gewalt im Spiel. Die Voraussetzungen für einen yogischen Lebensstil sind eine faire, bewusste und liebevolle Beziehung zu dieser Erde und allen Lebewesen und ein respektvoller Umgang mit allen anderen Menschen.

Wie kannst du liebevoll sein,
wenn du das Fleisch anderer Lebewesen isst?

„Bei mir anfangen" heißt meine Devise. Das kannst du jederzeit und überall und daran kann dich keiner hindern – höchstens du selbst. Wenn deine Haltung „Frieden" heißt, kannst du auch Frieden schließen. Der erste Schritt passiert immer in unserem Inneren.

IST VEGETARISCHE ERNÄHRUNG YOGISCH?

Du fragst dich jetzt vielleicht, ob es auch ausreicht, vegetarisch zu leben. Kein Fleisch zu essen, ist schon mal der erste Schritt für einen yogischen Lebensstil, das ist ganz klar. Aber es gibt auch Argumente, die gegen eine bloße vegetarische Lebensweise sprechen: Abgesehen von den gesundheitlichen Folgen, die mit dem Verzehr von tierischen vegetarischen Lebensmitteln, insbesondere von Käse und Milchprodukten, einhergehen, muss man sich auch hier mit dem ethischen Aspekt auseinandersetzen.

Klar dürfte sein, dass die Produktion von Milchprodukten nach wie vor Teil einer mächtigen und für mich grausamen Maschinerie ist. Die Milcherzeugung ist meist verbunden mit unfreiwilligen Samenspenden, genetischer und künstlicher Manipulation für einen größeren und schnelleren Output an Milch. Die Tiere leben in Gefangenschaft und werden unter fragwürdigen Zuständen künstlich befruchtet. Direkt nach der Entbindung werden den Muttertieren die Jungen entrissen, denn die Milch der Mutterkuh wird für die Menschen gebraucht. Milch kann eine Kuh nur geben, wenn sie schwanger war, das bedeutet, die armen Muttertiere werden permanent schwanger gehalten. Zwei Bedürfnisse der Menschen werden dadurch auf einen Streich erfüllt: Kalbfleisch und Milch kommen dabei herum.

Für mich persönlich beruht dieses System auf täglicher Demütigung und Erniedrigung von Lebewesen. Diese negative Energie, die wir dann durch Essen in uns aufnehmen, halte ich für schwer verdauliche Kost.

Folglich spricht auch eine vegetarische Ernährung ganz klar gegen die Yamas-Prinzipien (siehe Seite 39): Gewaltlosigkeit, Wahrhaftigkeit, nicht stehlen und Respekt vor Sexualität. Denke an das oben genannte Mantra zurück: „Mögen alle Lebewesen überall glücklich und frei sein." Überlege daher, was du jeden Tag dazu beitragen kannst – das ist Yoga.

GLOW FOOD

Wir haben also gesehen, was wir nicht essen sollten. Nun ist es aber an der Zeit, sich damit auseinanderzusetzen, was unserem Körper in puncto Ernährung eigentlich guttut.

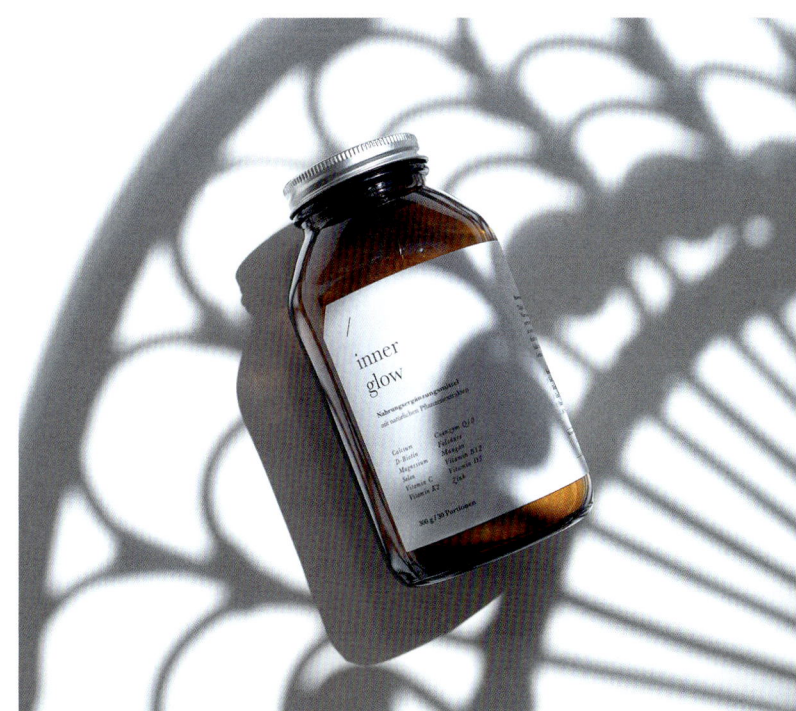

Für ein zauberhaftes Strahlen nach außen müssen wir unseren inneren Glow mit dem richtigen Input füttern.

Yoga bedeutet nichts anderes als Einheit und Balance im Innen wie im Außen. Wie Gandhi treffend beschreibt, müssen wir zunächst bei uns, in unserem Inneren ansetzen, um auch in der Außenwelt etwas bewirken zu können. Ich denke, dass alles, was wir im Außen sehen, erleben und spüren, eine Spiegelung dessen ist, wie es in uns aussieht, wie wir mit uns selbst umgehen, wie wir denken und fühlen. Unser Inneres ist also der Schlüssel zu einem yogischen Lebensstil.

Über unsere Nahrung können wir unseren inneren Tempel stärken sowie schwächen: Wir fühlen uns dadurch entweder energiegeladen oder müde. Wir haben dann gute oder schlechte Laune. Wir können die Kraft haben, anderen etwas zu geben, oder wir sehen nur Probleme um uns herum. Natürlich haben hier wie immer mehrere Faktoren einen Einfluss. Der entscheidende Punkt ist aber, wie wir mit diesem Wissen umgehen und wie bewusst wir hinterfragen, was wir proaktiv tun können, dass die energiereichen und positiven Tage in unserem Leben deutlich überwiegen.

*Über unsere Nahrung können wir
unseren inneren Tempel entweder
stärken oder schwächen.*

Können wir dies aber überhaupt beeinflussen? Ich glaube ja, und zwar mit der Veränderung des Blickwinkels auf unseren Inner Glow – auf unser inneres Strahlen. Meine persönliche Erfahrung ist, dass alle Körperfunktionen nur reibungslos ablaufen können, wenn der Körper mit dem richtigen Input versorgt wird. Nur dann kann er gesund von innen heraus strahlen. Mit dem, was wir täglich zu uns nehmen, haben wir also direkten Einfluss auf alle Prozesse in unserem Körper. Die Art und Weise der Ernährung und auch deren Qualität spielen eine sehr große Rolle dabei. Wenn ich in diesem Zusammenhang von „Glow Food" spreche, meine ich besonders die Lebensmittel, die uns mit ausreichend Nährstoffen, Vitaminen, Mineralien sowie Spurenelementen versorgen und uns dabei helfen, energiegeladen Gutes in die Welt zu bringen. Seit ich meinen Fokus verändert habe und mir diesen Zusammenhang täglich bewusst mache, kann ich mich mit jedem Bissen darüber freuen, dass mir die Nahrung, die ich gerade kaue, die Kraft und Energie geben wird, genau diese auch nach außen zu tragen.

Dafür ist es natürlich wichtig, dass auch die Qualität der Inhaltsstoffe, die wir dafür in unseren Zellen brauchen, gegeben ist. Was sollte also in deinem Einkaufskorb landen? Schau dich im lokalen Supermarkt oder auf dem Wochenmarkt um: Welches Gemüse und welches Obst gibt es gerade aus deiner Region? Es ist natürlich auch in Ordnung, wenn du hin und wieder zur Avocado oder Banane greifst, auch wenn die dann nicht regional sind. Achte einfach darauf, dass die Mischung in deinem Einkaufskorb besonders frisch und bunt ist. Abwechslung ist für eine ausgewogene Ernährung elementar.

Leider ist es aber so, dass Faktoren wie chronischer Stress, das Tempo, das uns die Gesellschaft abverlangt, und die aktuellen Umweltbedingungen dazu führen, dass unser Körper noch viel mehr wichtige Mikronährstoffe benötigt, um optimal arbeiten zu können. Gleichzeitig fehlt es unseren Lebensmitteln häufig genau daran: Obst und Gemüse werden oft zu früh geerntet, um die halbe Welt transportiert, eingelagert und vor Insekten mit Pflanzenschutzmitteln „geschützt", sodass ihnen am Ende nahezu alle wertvollen sekundären Pflanzenstoffe fehlen. Auch unseren Böden mangelt es leider häufig an den lebenswichtigen Mineralien, die dann wiederum in den Pflanzen fehlen. Sorten werden überzüchtet, um größere Erträge und ein makelloses Erscheinungsbild für uns Konsumenten zu erzielen, denen es aber an Nährstoffen und Mineralien mangelt.

Ich musste am eigenen Leib erfahren, dass ein Mikronährstoffmangel schwere Folgen haben kann. Krankheit, Schwäche und Unzufriedenheit sind nur einige wenige davon, die leider auch erst spürbar werden, wenn der Mangel erheblich ist. Mit diesen Erkenntnissen habe ich zusammen mit Dr. med. Petra Bracht eine Basisversorgung an Mikronährstoffen entwickelt mit dem Namen „inner glow". Das Pulver soll unsere Nahrung um diese so wichtigen Mikronährstoffe, Vitamine, Mineralien und Spurenelemente ergänzen, für unseren inneren Glow, das Strahlen und Leuchten, das in uns steckt (Informationen und die genauen Inhaltsstoffe findest du auf shop.fayo.de). Wir sind davon überzeugt, dass wir die Sprache unseres Körpers wieder verstehen, sobald wir unser Bewusstsein auf unser Inneres lenken, denn den Schlüssel für ein gesundes und glückliches Leben findest du in dir!

Wir verstehen die Sprache unseres Körpers wieder,
sobald wir unser Bewusstsein
auf unser Inneres lenken.

4 Tipps zum yogischen Essen

TIPP 1: KEINE ZWISCHENMAHLZEITEN

Auch keine healthy Snacks. Gib deinem Verdauungstrakt die Ruhepausen, die er benötigt. Versuche, wenn es geht, deine Essenspause zwischen der letzten Mahlzeit am Tag und der ersten am Folgetag auf 14–16 Std. auszuweiten, sodass die genialen Selbstheilungsmechanismen und Reparaturarbeiten in deinem Körper stattfinden können. Dies bezeichnet man als Prozess der Autophagie. Darunter versteht man unsere zelleigene Müllabfuhr. Eine äußerst sinnvolle Einrichtung unseres Körpers!

TIPP 2: KEINE VERARBEITETEN ODER TIERISCHEN LEBENSMITTEL

Verwende frische, naturbelassene Lebensmittel aus der Region. Unterstütze mit deinem Kauf kleine Erzeuger und freue dich über jede Mahlzeit, die du zu dir nimmst. Erfreue dich an der Tatsache, dass du mit der Wahl deiner Nahrung nicht zum Leid anderer Lebewesen beiträgst. Achte auf biologische Qualität, um Giftstoffe zu vermeiden und um wichtige sekundäre Pflanzenstoffe über deine Nahrung aufzunehmen. Unter sekundären Pflanzenstoffen versteht man den natürlichen Schutz der Pflanzen, der durch Pflanzenschutzmittel zerstört wird. Vermeide tierische Lebensmittel.

TIPP 3: ACHTSAMES ESSEN UND BEWUSSTES KAUEN

Nimm Geschmack bewusster wahr, ganz pur, ohne dein Essen mit Saucen, Salz und Co. zu würzen. Lass dir dabei Zeit, sowohl beim Kochen als auch beim Essen selbst. Wie sieht dein Essen aus, wie riecht es, wie schmeckt es? Lass dich nicht ablenken, sondern fokussiere dich ganz darauf, dein Essen zu genießen.

TIPP 4: KEEP IT SIMPLE

Verabschiede dich von Diätenwahn und Kalorienzählen. Kreiere neue Essgewohnheiten und schaffe eine Regelmäßigkeit. Ich kann wirklich jedem Menschen das Intervallfasten als altbewährte Praxis empfehlen, um nicht nur das Gewicht zu regulieren, sondern auch in das innere Gleichgewicht zu kommen. Wenn du darüber Stabilität schaffst, kannst du alte Muster durchbrechen und auch Ausnahmen (sowie Ausnahmesituationen) bringen dich nicht mehr aus dem Gleichgewicht.

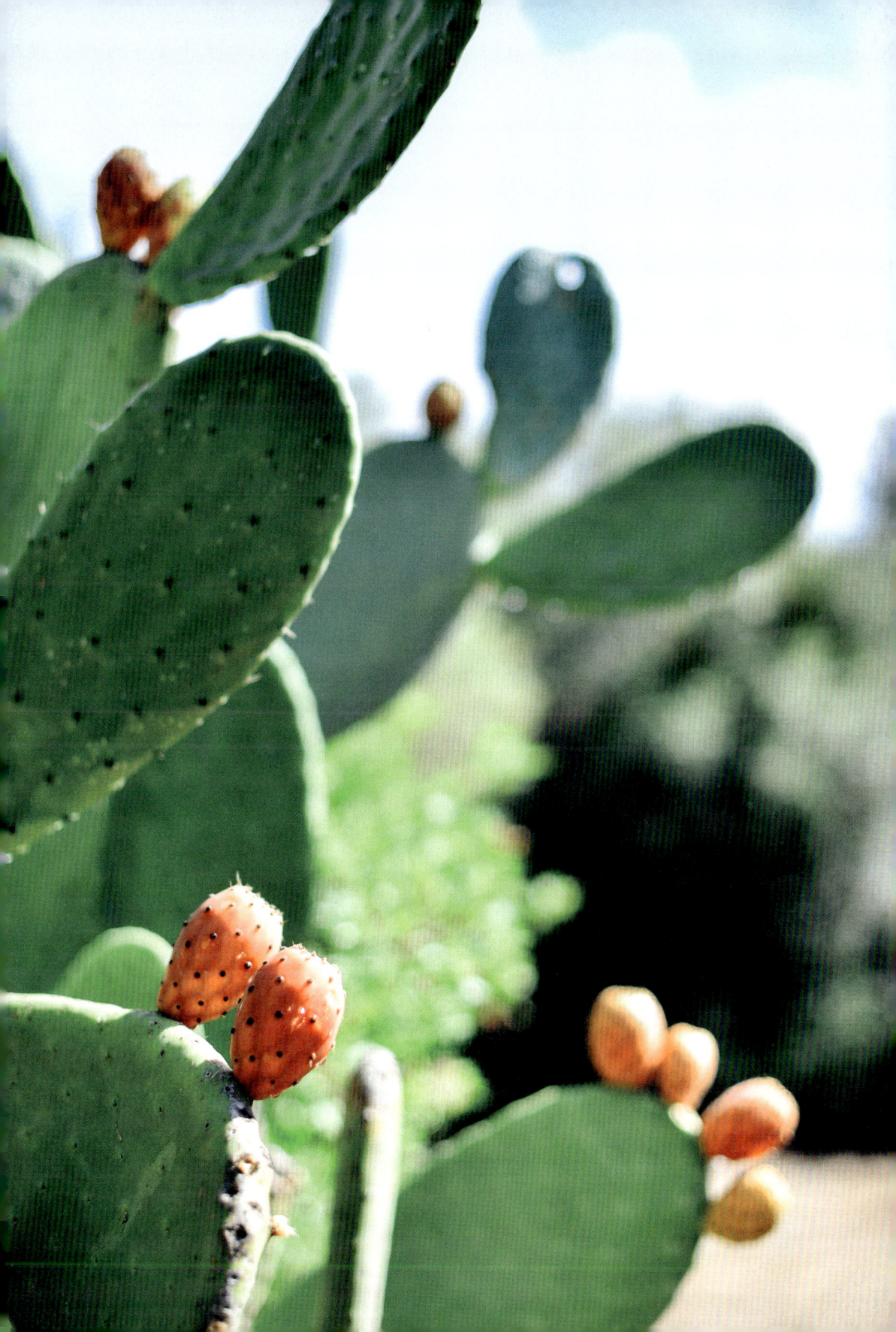

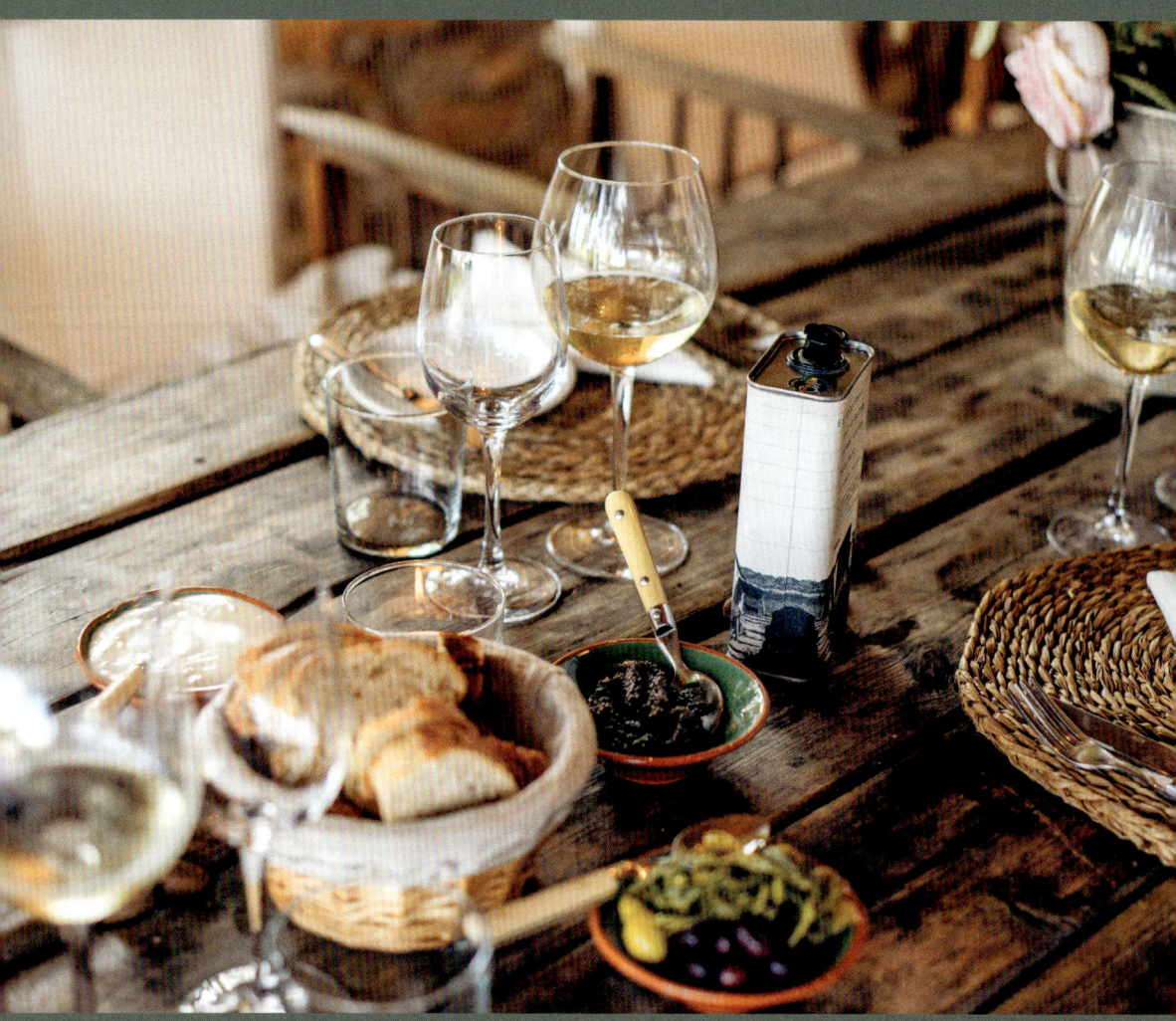

Nach einem guten Essen ist man bereit, jedem zu verzeihen, selbst den eigenen Verwandten.

Oscar Wilde

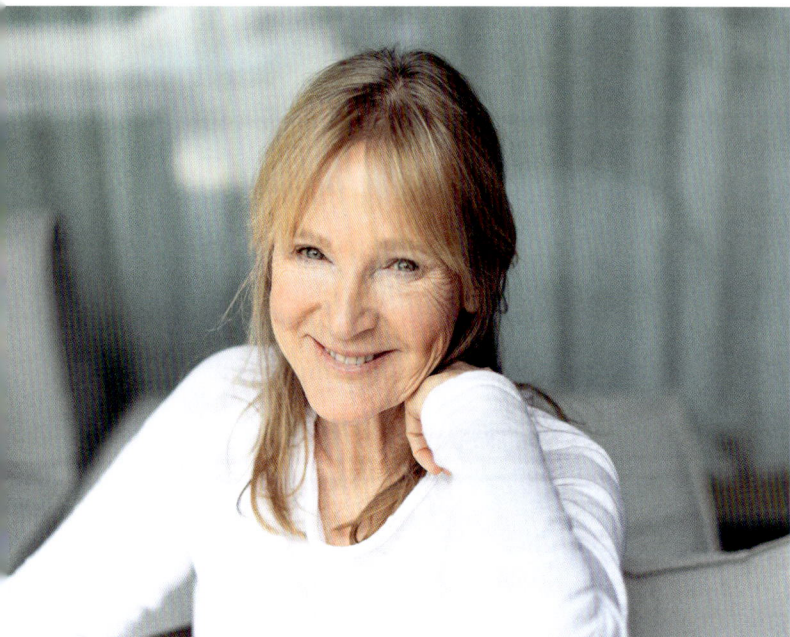

*Die Ernährungsexpertin und Ärztin
Dr. Petra Bracht entwickelte zusammen
mit ihrem Mann eine Therapieform,
die ihre Patienten dauerhaft von
Schmerzen befreit.*

Dr. med. Petra Bracht

Ich bin Ärztin mit Herz und Seele seit bald 40 Jahren. Seit über 30 Jahren ist mein Hauptbetätigungsfeld die Ernährung als Hilfe zur Selbsthilfe, als Basistherapie, als Prävention. Im Laufe der Jahre bekam die Bewegung einen immer größeren Anteil in meiner Arbeit, da ich mit meinem Mann zusammen die Schmerztherapie nach Liebscher & Bracht entwickelt habe, deren Vision ein schmerzfreies Leben für jeden Menschen ist. Auch die Achtsamkeit und Dankbarkeit sowie die Wertschätzung für dieses Leben rückten zunehmend in den Fokus meines Daseins und meines Wirkens als Ärztin, sodass eine ganzheitliche Vorgehensweise entstand.

Über eine lange Zeit war Yoga für mich zwar etwas Besonderes, aber es hat nicht wirklich zu mir gepasst, so dachte ich zumindest vor langer Zeit. Um Yogakurse machte ich immer einen großen Bogen. Es ist etwa zehn Jahre her, dass sich mein Bild von Yoga absolut gewandelt hat. Es ging nicht mehr nur um die außergewöhnliche Beweglichkeit unseres Körpers, sondern es bekam für mich eine ganzheitliche Bedeutung. Es geht darum, die Verantwortung für sich selbst und somit für jedes Lebewesen und die Erde zu übernehmen.

Yoga bedeutet für mich die Fähigkeit, die Liebe für das Leben und sich selbst zu ergründen, um sie dann an andere Lebewesen weiterzugeben. Natürlich hat für mich die Ernährung auch hier einen bedeutenden Stellenwert, denn für mich bedeutet yogisch zu leben, jedes Leben zu schützen. Dies ist gleichbedeutend für mich, dass ich mich vollwertig, vegan und in dankbarer Achtsamkeit ernähre. Jeder Tag stellt für mich einen Neubeginn auf meiner Lebensreise dar – immer bemüht, ein klein wenig weiter auf meinem Weg jeden Augenblick meines Lebens dankbar und in Achtsamkeit zu leben.

ERNÄHRE DICH SO, DASS DU LEID VERMEIDEST

Da ich meinen Körper als den Tempel meiner Seele betrachte, bin ich immer darauf bedacht, ihn nur mit den besten Baumaterialien zu beschenken. Das bedeutet, ich esse, wann immer es möglich ist, nur biologische und pflanzliche Lebensmittel. Ich bin davon überzeugt, dass sich Leid in (tierischen) Nahrungsmitteln auch als Leid in jedem Einzelnen von uns bemerkbar macht.

Auf etwas ganz Essenzielles achte ich zunehmend mehr: das wichtige und wertvolle Kauen. Je besser ich kaue, desto weniger Kraft raube ich meinem Körper und meiner Seele. Denn die ansonsten benötigte Verdauungsenergie würde mich nicht nur träger und energieloser machen, sondern mich auch meiner Sensibilität berauben. Das ist auch der Grund, weshalb ich in der Regel nur ein- bis zweimal täglich esse.

BRINGE GUTES IN DIE WELT

Das Leben, das Universum, das Sein ist für mich Klang, sodass Musik einen großen Stellenwert in meinem Leben einnimmt, wie auch Worte, die im richtigen Ton gesprochen werden, Wunder vollbringen können. Und noch eins ist mir ganz wichtig: Ich schenke sehr gerne. Am liebsten und am wertvollsten ist meine Zeit, und wenn ich diese schenke, dann bin ich mit ihr ganz bei dem Menschen, dem ich sie schenke. Am Ende eines Tages freue ich mich in einer kleinen Meditation über all das Schöne und Gute, das ich für andere tun konnte, aber auch gleichzeitig für mich.

Achtsames Kauen

Zeitaufwand 5–10 Min. täglich

Auch wenn es etwas ist, das wir alle täglich tun, wird es dennoch stark vernachlässigt und viel zu wenig bewusst getan. Es geht um den Prozess der Nahrungsmittelzerkleinerung im Mund durch die Zähne. Dort beginnt bereits die Verdauung durch die Anreicherung mit Enzymen, die sich in unserem Speichel finden. Ich vermute auch, dass beim guten Kauen Prana, die Lebensenergie, aus der Nahrung absorbiert wird. Daher sind frische und unverarbeitete Lebensmittel auch so wichtig. Kauen ist für mich eine Übung der Achtsamkeit, an die ich mich selbst täglich erinnern muss. Wer bewusst isst und kaut, macht aus dem Essen eine Form der Achtsamkeitsmeditation.

So funktioniert's:
Makrobiotiker empfehlen, jeden Bissen bis zu 100-mal zu kauen. Für den Anfang reichen aber auch schon 30–40 bewusste Kaubewegungen, und zwar so, dass du merkst, wie sich der Geschmack des Nahrungsbreis beim Kauen allmählich verändert. Zu Beginn solltest du wirklich zählen, um den Fokus ganz bei der Sache zu haben. Nach einer Woche wird das Kauen schon zu einem neuen Ritual und einer Gewohnheit in deinem Alltag werden. Mit der Zeit lernst du so, dein Essen nicht nur deutlicher wahrzunehmen, sondern es auch auf eine ganz neue Art und Weise zu wertschätzen und zu genießen.

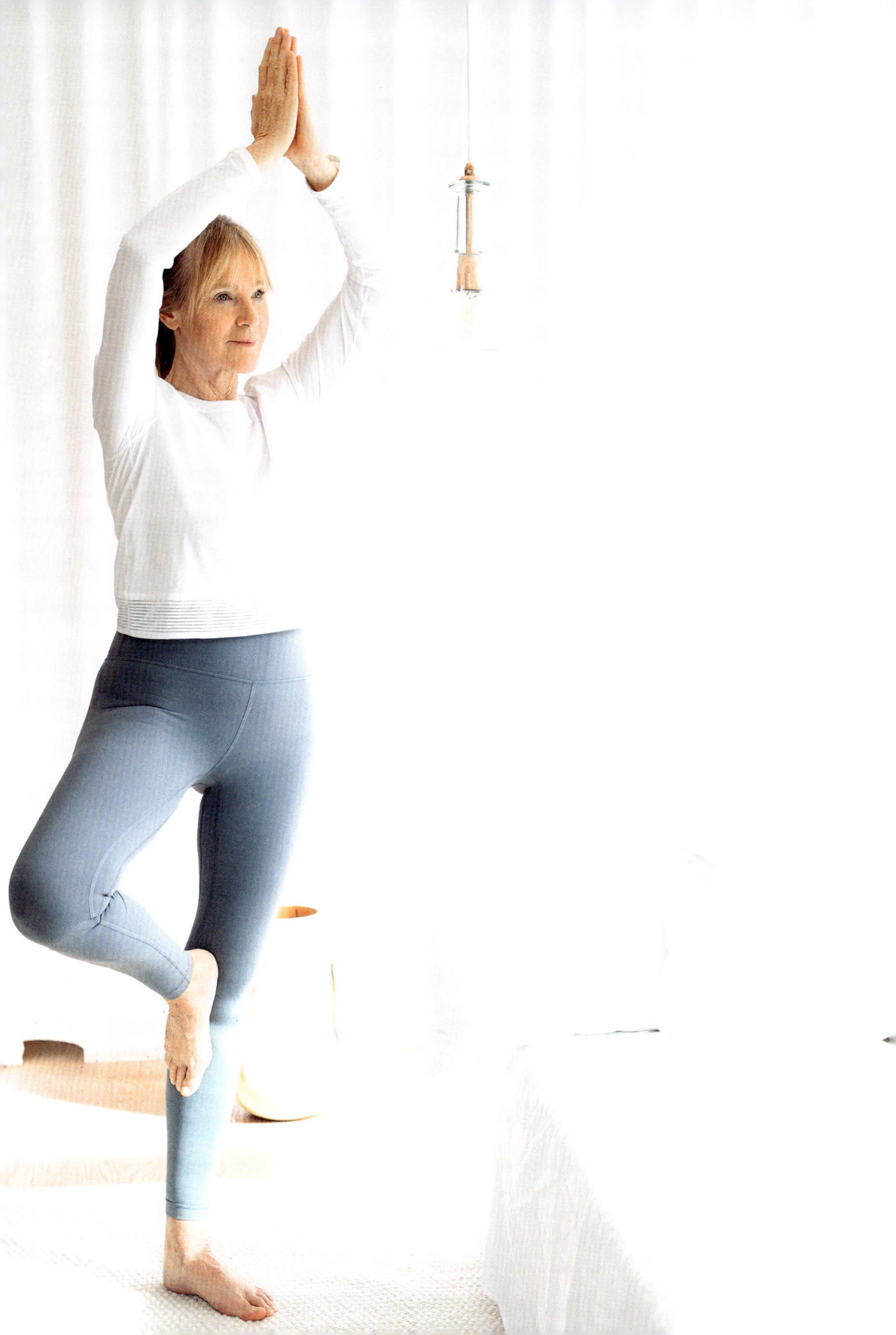

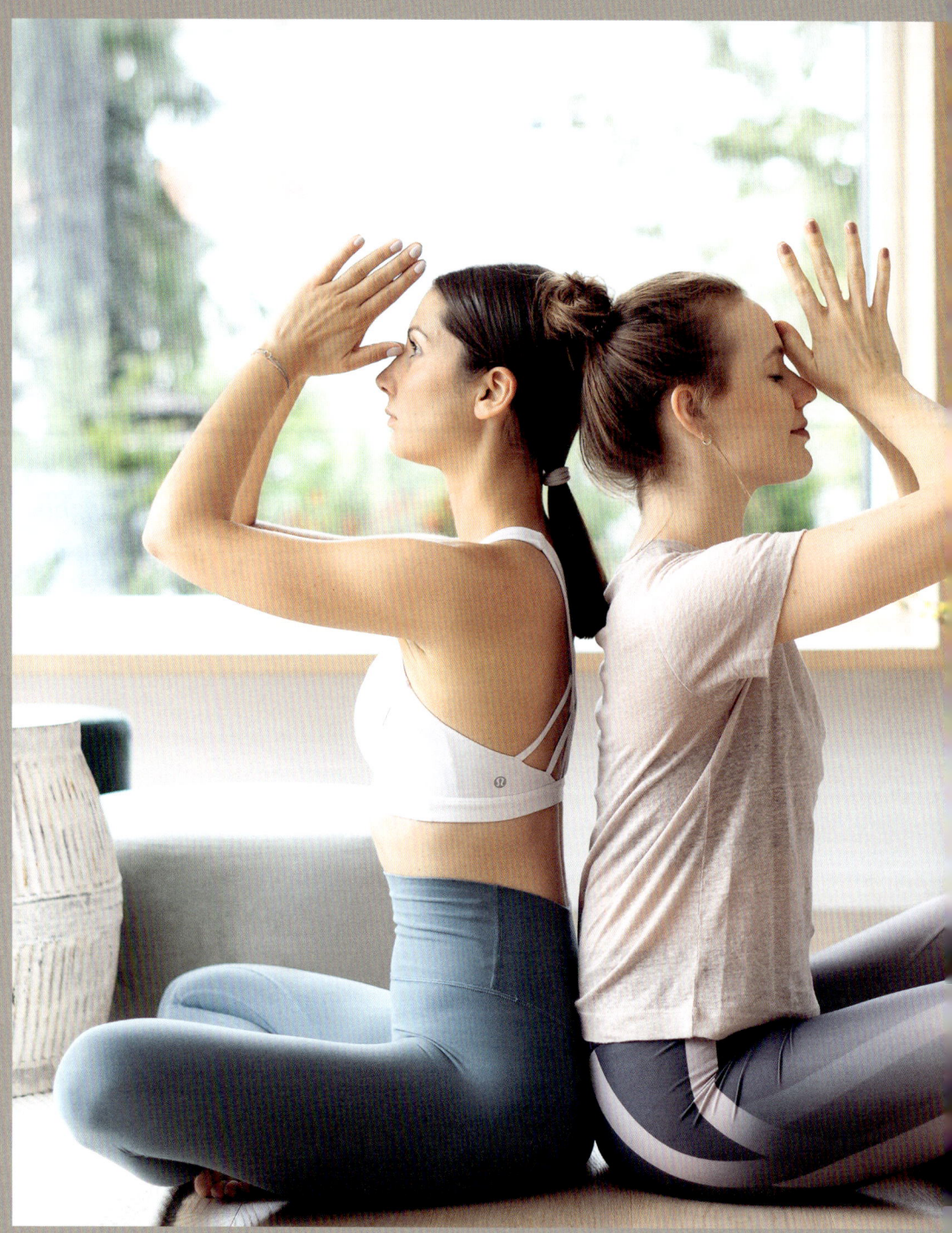

Yoga & Achtsamkeit

MIT YOGA SCHAUEN WIR NICHT NUR DARAUF, WAS WIR TUN, SONDERN AUCH DARAUF, WER WIR SIND.

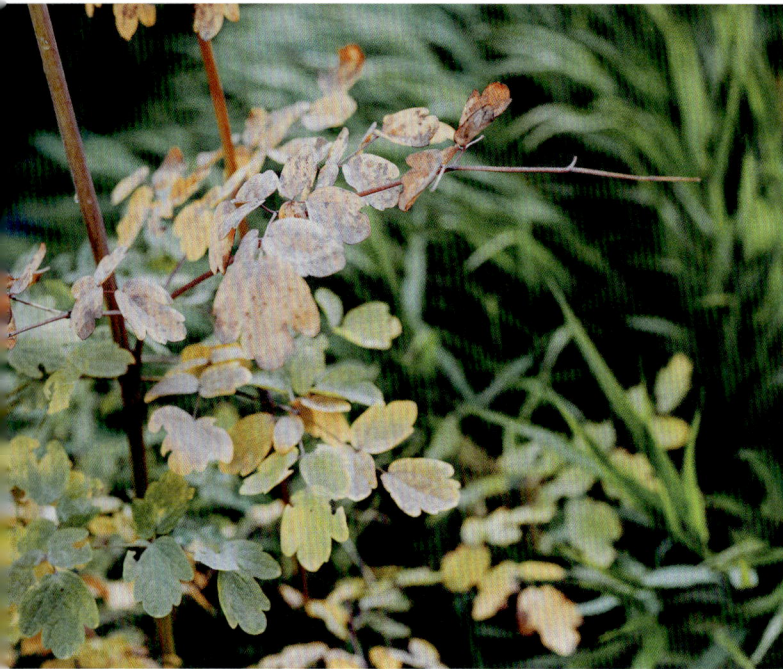

Dem Leben mit mehr Achtsamkeit zu begegnen, klappt nicht immer auf Anhieb. Es ist ein Prozess, so wie das Leben selbst einer ist.

Yoga beginnt im Kopf und nicht auf der Matte – durch Achtsamkeit bekommst du mit mehr Bewusstsein und Ruhe das Gedankenkarussell in den Griff und entkommst dem Dauerstress des Alltags.

WAS IST ACHTSAMKEIT?

Beim Thema Achtsamkeit geht es um das Bewusstsein für diese Erde, für die sinnvolle Verwendung von Ressourcen und auch darum, Verantwortung zu übernehmen für unsere Taten. Ich persönlich kann achtsam sein durch ein Gefühl der Dankbarkeit und Wertschätzung für alles, was mir begegnet, mich umgibt und mir widerfährt. Es geht darum, anzunehmen, was ist, ohne es zu bewerten. Es geht darum, den jeweiligen Augenblick zu spüren, ohne in Gedanken schon wieder in der Zukunft zu sein oder gar in der Vergangenheit festzuhängen.

Achtsamkeit bedeutet, den Augenblick zu spüren, ohne in Gedanken schon in der Zukunft oder noch in der Vergangenheit zu sein.

Dieses „Festhängen" passiert uns allen hin und wieder, das ist ganz normal. Du kennst das sicherlich auch, dass du immer wieder über denselben Dingen grübelst. In unserer Kindheit prägen sich Verhaltensmuster und Glaubenssätze in uns ein, die uns dann weiterhin ganz unbewusst und „unachtsam" auch im Erwachse-nenalter begleiten. Daher ist es so wichtig, dass du dein Verhalten, deine Gedan-ken und deine Gewohnheiten permanent hinterfragst.

Wir haben jeden Tag aufs Neue die Möglichkeit, etwas bewusst anders zu machen oder auch zu erkennen, dass wir schon vieles richtig machen. Achtsamkeit ist also ein Prozess, eine Entwicklung mit Ups and Downs, denn es ist menschlich, dass uns dies mal besser und mal weniger gut gelingt. Achtsam zu sein, ist nicht immer einfach, dennoch können wir es üben. Für mich ist Achtsamkeit eine Fähigkeit, die man lernen muss. Eine Fähigkeit, die sich durch das regelmäßige Tun entwickelt und sich durch zahlreiche Wiederholungen und Übung immer weiter entfaltet.

YOGISCHE ACHTSAMKEIT

Schätzungsweise 95 Prozent unserer Zeit verbringen wir in einer Art träumerischem Zustand voller Gedanken und automatisierter Prozesse, ohne wirklich bewusst da-rauf zu achten, was uns umgibt, wie es gerade um uns herum duftet oder wie das, was wir nur nebenbei in den Mund gesteckt haben, eigentlich schmeckt. Nur er-schreckende fünf Prozent des Tages verbringen wir achtsam, mit der Aufmerksam-keit auf unseren Sinnen, mit bewusstem Erleben und Konzentration auf den Mo-ment, in dem wir uns gerade befinden.

Nur fünf Prozent des Tages
verbringen wir achtsam, mit der Aufmerksamkeit
auf unseren Sinnen und Konzentration
auf den Moment.

Die Worte yogisch und Achtsamkeit gehören zusammen. Sie verbinden sich zu yogischer Achtsamkeit, die für mich bedeutet, präsent zu sein mit allen Sinnen. Man sollte zumindest versuchen, in jedem Moment und in jeder Situation seine Gedanken und Emotionen mit einer liebevollen Intention weiterzugeben, einfühl-sam und ganz bewusst. Es geht darum, nicht zu urteilen. Das ist nicht einfach! Der Weg dorthin ist verbunden mit Phasen, in denen dir dies besser gelingen wird, und Momenten, in denen du über deine Gedanken und Worte im Nachhinein re-flektierst, mit dem Ziel, es beim nächsten Mal besser zu machen. Du hast jeden Tag aufs Neue die Möglichkeit, dich dafür zu entscheiden, achtsam zu sein! Es geht dabei nicht darum, deine Persönlichkeit zu verändern, sondern einfach im Hinblick auf das, was du erlebst, präsenter zu werden. Am Ende ist das der Weg für ein liebevolleres Miteinander und der Schlüssel zu Zufriedenheit im Leben.

Der gesundheitliche Aspekt von Achtsamkeit

Ganz nebenbei hat Achtsamkeit auch gesundheitliche Vorteile. Zahlreiche Studien belegen, dass es enorme psychische und mentale Vorteile hat, achtsam zu sein. Mit einfachen Techniken können wir uns mental entspannen, spüren weniger Stress, erleben eine fröhlichere Gesamtstimmung, haben einen besseren Schlaf und dadurch auch mehr Energie. Achtsamkeitspraxen werden bei der Behandlung psychischer Erkrankungen eingesetzt und können bei der Therapie von Depressionen hilfreich sein. Forscher der Harvard University konnten mithilfe von MRT-Untersuchungen (Magnetresonanztomografie) zeigen, dass regelmäßige Achtsamkeitsübungen die Struktur des Gehirns verändern können und unter anderem gegen chronische Schmerzen helfen.

Achte auf dich

Meine tägliche Beobachtung zeigt mir, dass wir alle täglich auf der Suche nach etwas sind, geprägt von unseren Erfahrungen und entstandenen Verhaltensmustern. Wir suchen nach Liebe, Anerkennung, Unterhaltung, Respekt oder Abenteuer – wir alle sind auf der Suche und verhalten uns dementsprechend. Dadurch entwickeln wir oft das Gefühl, dass uns das Leben kontrolliert, wir uns immer wieder an den gleichen Punkten im Leben wiederfinden. Dabei sollte es doch andersherum sein:

Jeder von uns sollte sein Leben selbst kontrollieren.
Leichter gesagt als getan.

Wir haben uns (fast) alle angewöhnt, die materiellen Aspekte unserer Existenz in den Vordergrund zu stellen. Durch die vielen Ablenkungen, Möglichkeiten und Erwartungen fühlen wir uns mehr mit der Außenwelt verbunden als mit unserer inneren Welt. Uns ist wichtiger, was andere denken und sagen, als das, was wir dabei fühlen. Heutzutage steht häufig im Vordergrund, was du kannst und weißt, wie viel du verdienst und wie du aussiehst. Wie es tief in deinem Innersten aussieht, was du über dich selbst weißt, wie viel du dir selbst wert bist und was du über dich denkst, wenn du in den Spiegel schaust, nimmt einen niedrigeren Stellenwert ein. Haben wir alle verlernt, uns zu spüren und auf die Sprache unseres Körpers zu hören? Finde es für dich heraus: Erlebe immer mehr Momente und Situationen achtsam, verbinde im jeweiligen Moment deinen Geist und deinen Körper, indem du gestattest, dich selbst, deine Gedanken und alles, was dich umgibt, bewusster wahrzunehmen.

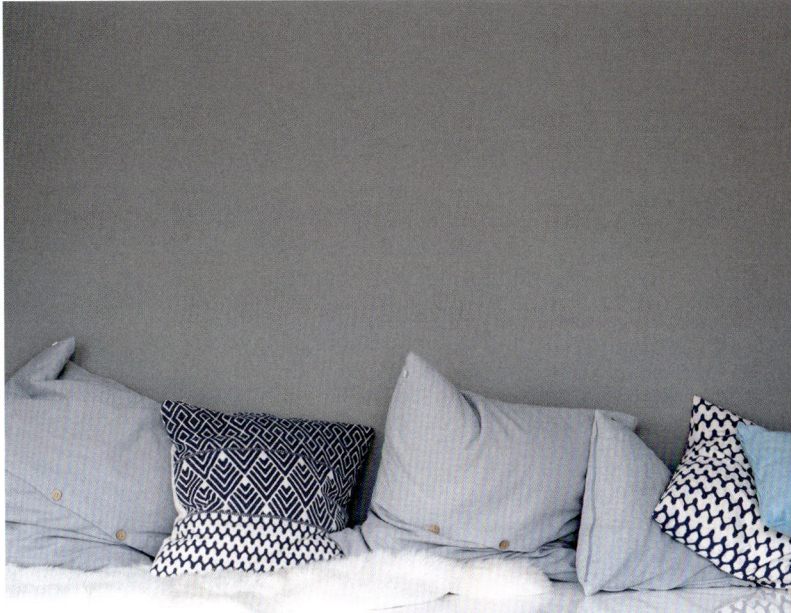

Meditation ist kein Hokuspokus sondern eine Form der Achtsamkeits-übung, bei der du ganz im Moment ruhst und einen klaren Blick auf die Dinge gewinnst.

Die yogische Wirkung nach außen

Das Schöne an dieser Entwicklung ist das yogische Ergebnis. Wenn wir achtsamer werden, steigt automatisch auch unsere Dankbarkeit und diese lässt uns zu mit-fühlenden und bewussten Lebewesen wachsen. Yoga is for everybody – während du dich yogisch entwickelst, profitieren dein Umfeld und alle Lebewesen in deiner Umgebung von deinem wachsenden Mitgefühl, deiner inneren Ruhe und deiner Aufmerksamkeit und Wertschätzung für die kleinen Dinge.

MEDITATION

Meditation ist eine Form von Achtsamkeit und gleichzeitig eine Achtsamkeits-übung. Meine eigene größte Herausforderung ist es, die Ruhe in mir und meinen Gedanken zu finden. Und ganz ehrlich, es gibt Tage, an denen will es einfach nicht funktionieren. Das ist okay. Die Sache mit der Meditation ist die, dass viele Men-schen das Gefühl haben, es sei nichts für sie. Komisch, oder? Vielleicht fragen sie sich, wie sie runterkommen sollen zum Meditieren, wenn ihr Kopf doch schon voll ist. Aber das ist genau der Punkt, an dem man meditieren sollte. Um den Kopf freizubekommen!

Es gibt Tage, an denen will es
mit dem Meditieren einfach nicht funktionieren.
Das ist okay.

Mir ist vor Kurzem aufgefallen, dass wir schon als Kinder gelernt haben, achtsam zu sein und den Geist zur Ruhe zu bringen. Kennst du noch das Schäfchenzählen zum Einschlafen? Die Idee dahinter ist, den Fokus auf das Zählen zu richten und so Ruhe und Entspannung im Moment zu finden, um einschlafen zu können. So haben wir es schon als wir klein waren erfahren und geben es auch als Einschlafritual an unsere Kinder weiter. Wie können wir diese wichtige Lektion auch bei uns selbst anwenden? Schäfchenzählen zum Runterkommen vom Alltagsstress.

YOGA IM ALLTAG

Ich hoffe, dass ich dich mit dem einen oder anderen Aspekt zum Thema Achtsamkeit inspirieren konnte, auch wenn man den Begriff mittlerweile an jeder Ecke findet und du sicher schon darüber gelesen oder zumindest davon gehört hast. Darüber hinaus gibt es auch superwertvolle Bücher zur Achtsamkeit und es lohnt sich absolut, in dieses Thema tiefer einzusteigen. Allein das echte Interesse daran bedeutet für mich schon, yogische Achtsamkeit zu leben.

Achtsam zu sein, ist eine tägliche Herausforderung und erfordert Disziplin und Selbstreflexion. Unsere Wahrnehmung verändert sich, sobald wir achtsam sind – genau das ist dann das yogische Moment in unserem Alltag. Ich behaupte daher, wenn wir achtsamer miteinander umgingen – angefangen bei uns selbst –, könnten wir alle in Frieden leben und das Glück in uns finden.

Yogische Achtsamkeit in Bezug auf die Ernährung liegt mir persönlich sehr am Herzen, denn sobald wir Tiere essen, sie aus diesem Grund töten und das einfach so hinnehmen, haben wir alle langfristig ein großes Problem. Diese Entscheidung muss jeder für sich treffen. Ich wünsche mir sehr, dass du für dich darüber nachdenkst und den yogischen Aspekt der Achtsamkeit auch in diesem Zusammenhang hinterfragst.

Unsere Wahrnehmung verändert sich,
wenn wir achtsam sind –
genau das ist Yoga im Alltag.

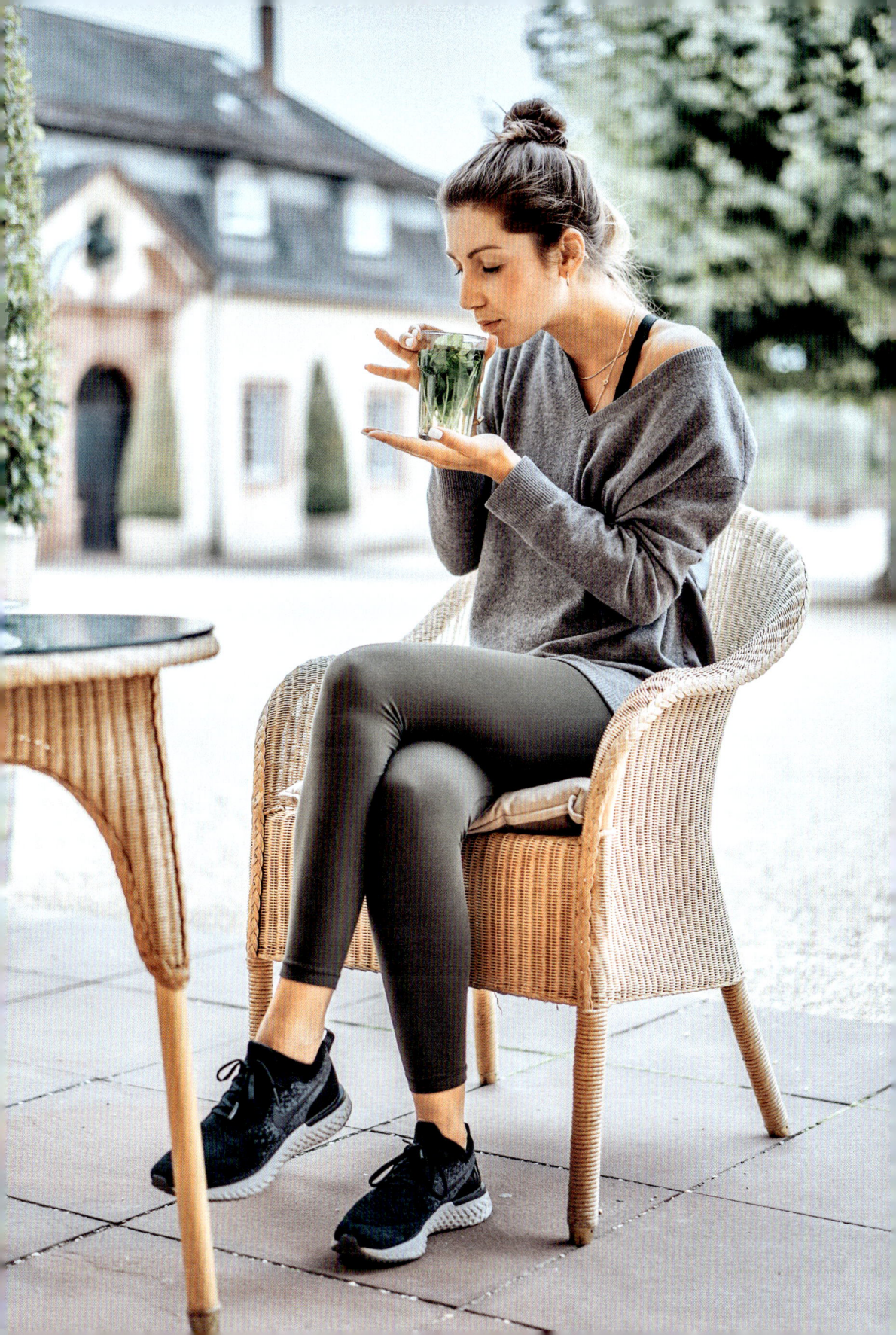

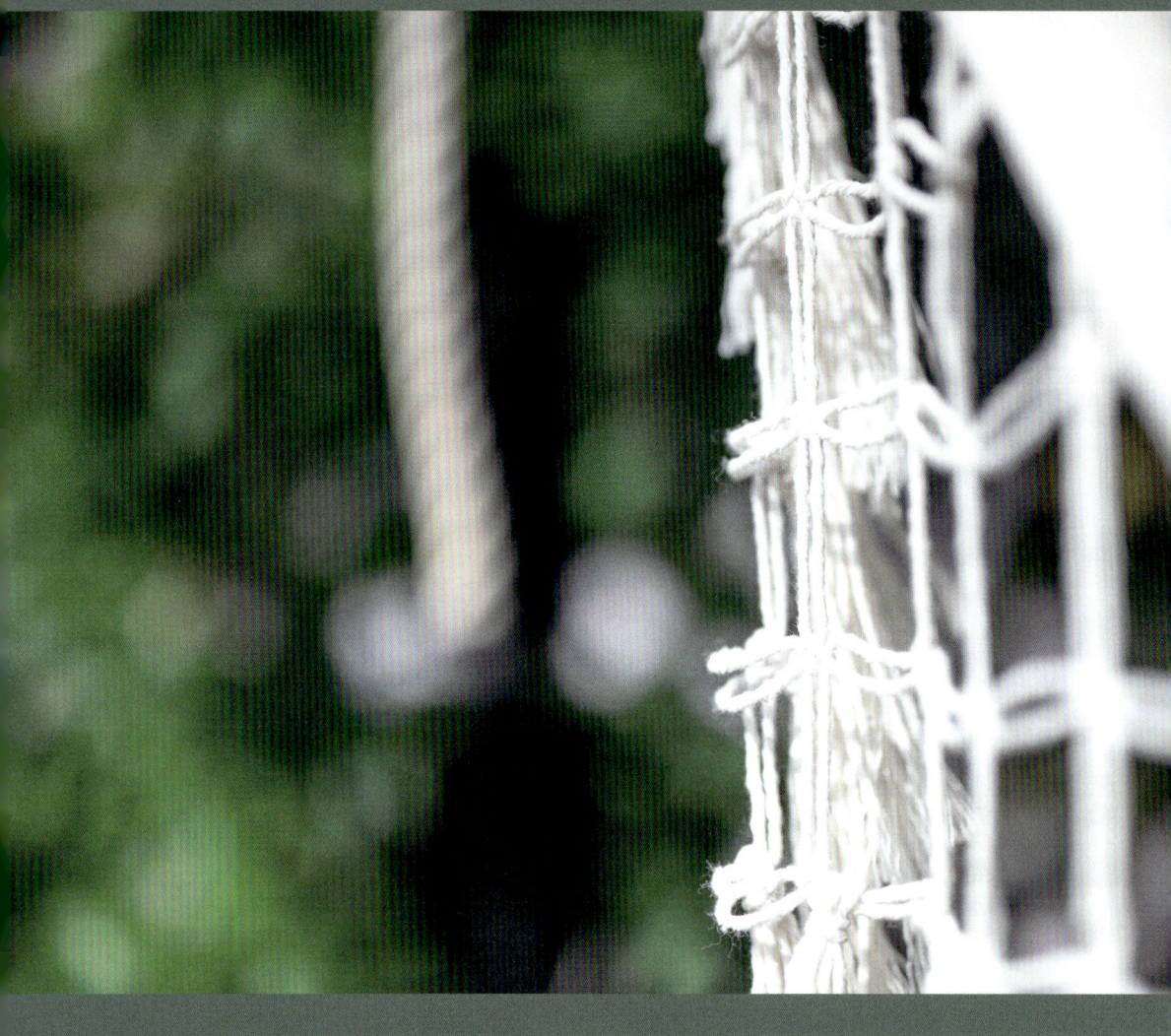

Nicht, weil es schwer ist, wagen wir es nicht, sondern weil wir es nicht wagen, ist es schwer.

Seneca

3-Schritte-Meditation

*Diese einfache Übung, bestehend aus drei Schritten,
kenne ich aus dem Jivamukti-Yoga.
Mache diese Übung über 5 Min. hinweg. Spüre dabei
in dich hinein, wie diese zwei kleinen Wörtchen auf
dich wirken.*

1. Komme in einen bequemen Sitz und richte dich möglichst gerade auf, deine Schultern ziehen sanft nach unten. Lege deine Hände entspannt auf deinen Knien ab oder bringe sie vor deinem Herzen zusammen wie im Gebet.

2. Sei nun ganz still. Versuche, an nichts zu denken. Wenn doch ein Gedanke aufkommt, betrachte ihn kurz und lass ihn dann ziehen.

3. Lasse deinen Atem ganz natürlich und ruhig kommen und gehen und sage dir innerlich mit der Einatmung LASS und mit der Ausatmung LOS.

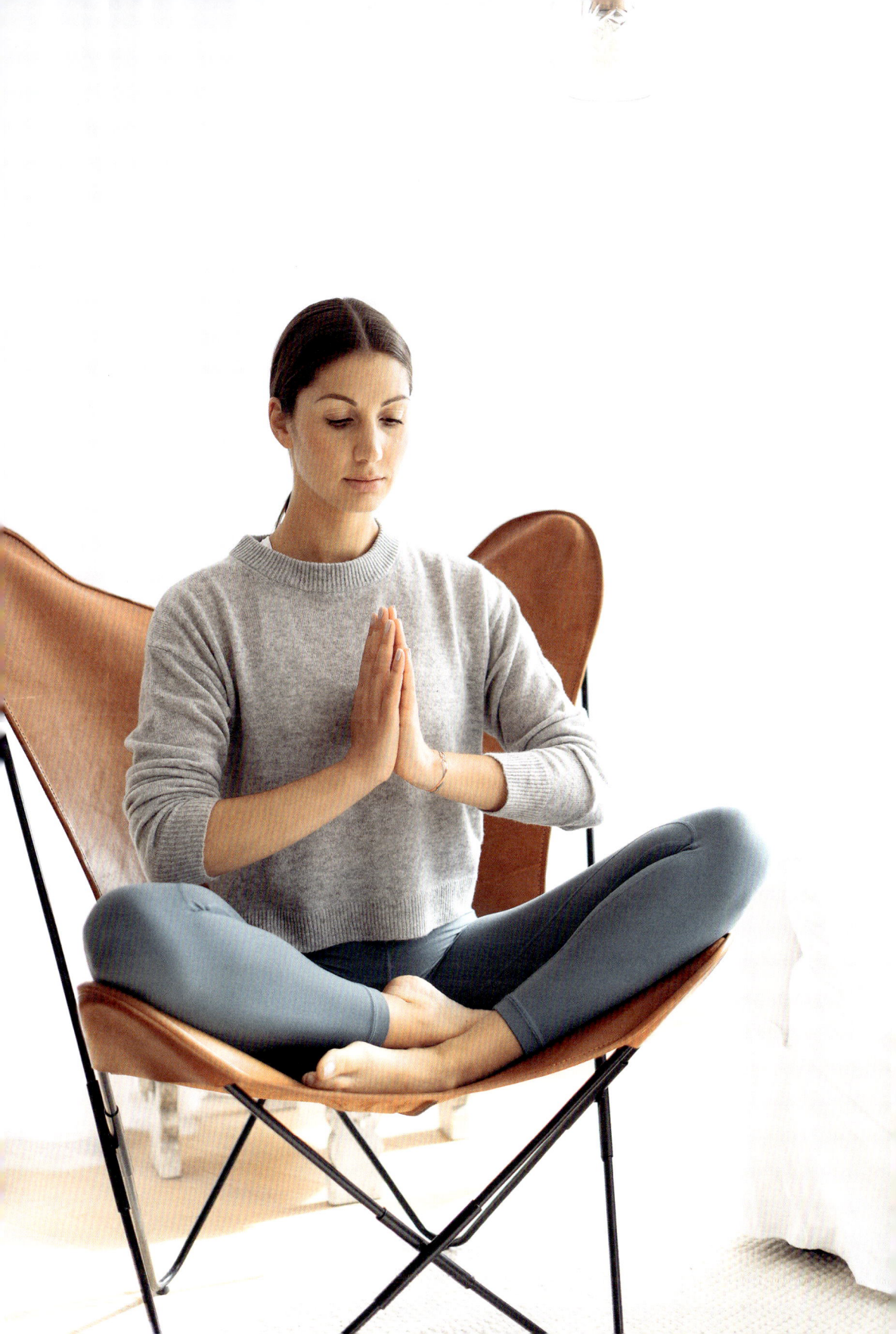

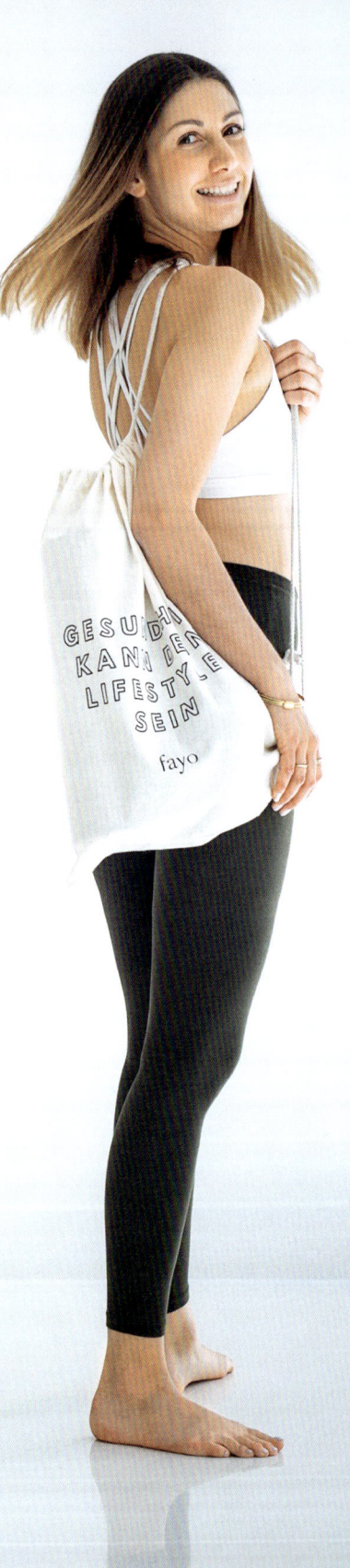

Achtsames Gehen

Diese Übung kann man wirklich überall und zu jeder Zeit durchführen. Sie kann wahre Wunder bewirken in stressigen Situationen und Momenten der Überforderung. Egal ob im Haus oder in der Natur, selbst auf kurzen Strecken im Alltag wie etwa auf dem Weg zum Supermarkt kannst du diese Technik für dich nutzen.

1. Ausgang ist ein stabiler Stand. Erde dich und verbinde dich über deine Fußsohlen mit dem Boden. Spüre kurz in dich hinein und nimm wahr, was um dich herum passiert. Blicke in die Richtung, in die du gehen möchtest.

2. Hebe dann langsam deinen rechten Fuß von der Erde beginnend mit der Ferse. Spüre die Gewichtsverlagerung auf dein linkes Bein. Hebe den rechten Fuß weiter und spüre die Balance, die dein Körper automatisch schafft. Gleichzeitig nimmst du wahr, wie sich dein rechter Fuß nach vorne schiebt und wieder dem Boden nähert.

3. In diesem Moment hebt auch schon der linke Fuß vom Boden ab und es folgt die Gewichtsverlagerung auf das andere Bein. Stelle dir bei diesen langsamen Bewegungen vor, du würdest durch Sand laufen und deine Fußabdrücke hinterlassen.

4. Gehe zehn Schritte voller Achtsamkeit und versuche dich ausschließlich auf deine Füße und Beine zu konzentrieren. Bleibe am Ende kurz stehen und fühle dich geerdeter und sicherer. Spüre, wie dein Geist wieder bereit ist für neue Aufgaben.

Achtsamer Bodyscan

Diese Übung kannst du im Bett oder anderswo bequem liegend durchführen: auf dem Boden, einer Yogamatte oder dem Sofa. Es geht dabei um eine kleine Reise in deinen Körper. Es ist eine Übung für mehr Verbundenheit zu dir selbst und eignet sich besonders in Momenten des Zweifelns. Du wirst dich anschließend wieder besser spüren können und wahrnehmen. Außerdem eignet sich dieser Bodyscan auch dazu, um die Sprache deines Körpers wieder zu verstehen.

1. Komme zu Beginn in eine entspannte Rückenlage und schließe deine Augen. Beobachte deine Atmung und spüre, wie sich mit der Einatmung Bauch und Brustkorb heben und mit der Ausatmung wieder senken.

2. Richte nun deine Aufmerksamkeit auf die Stellen deines Körpers, die gerade den Boden berühren. Mit jeder Ausatmung kannst du tiefer in diese Punkte sinken und weiter loslassen.

3. Lenke nun deine Aufmerksamkeit in deine Füße und spüre nacheinander jeden einzelnen Zeh. Spüre deine Fußsohle und die Ferse. Lenke die Aufmerksamkeit weiter in deine Beine. Spüre die Waden, deine Schienbeine und die Knie. Lasse sie mit jeder Ausatmung schwerer werden und gib ihr Gewicht immer weiter an den Boden ab.

4. Spüre nun in deinen Unterbauch. Lege dafür deine Handflächen auf ihm ab. Spüre den Fluss der Ein- und Ausatmung und nimm die Bewegung unter deinen Händen wahr.

5. Lege dann bewusst deine Arme neben dir am Boden ab und lasse sie schwer werden. Entspanne deine Schultern und auch deinen Kiefer. Löse achtsam die Kauflächen voneinander und auch die Zunge vom Gaumen. Sage dir innerlich LASS LOS.

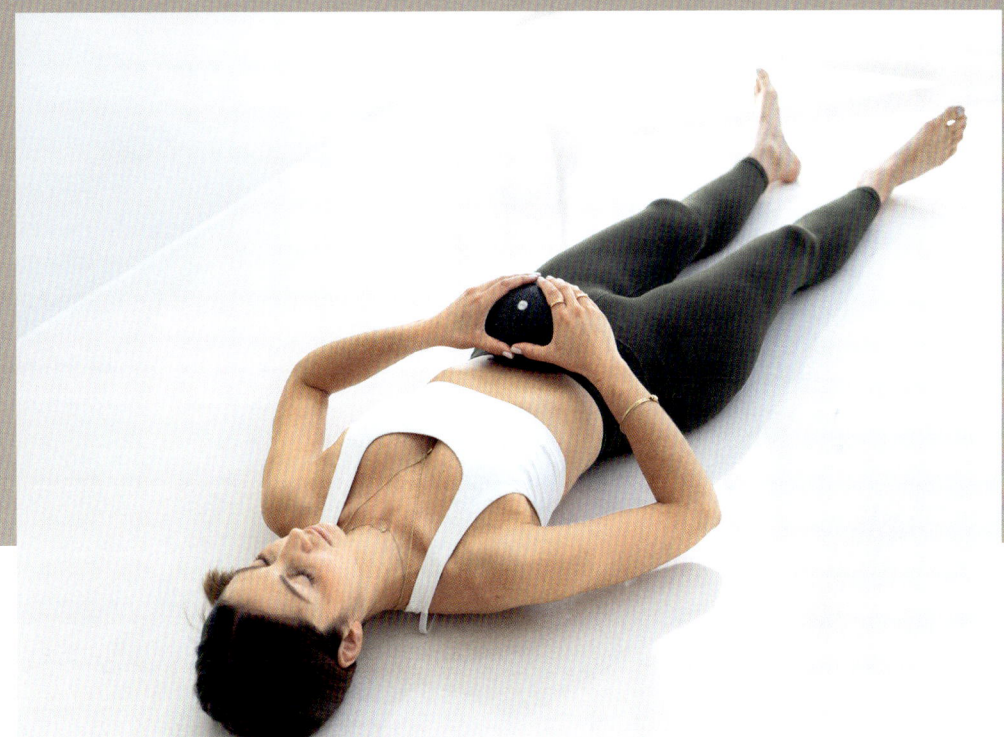

6. Richte die Aufmerksamkeit nun auf deine Nasenflügel und spüre, wie frische Luft eingesaugt wird und deine Lunge passiert. Stelle dir bildlich vor, wie die Luft bis in deine Fußspitzen strömt. Mit der Ausatmung beobachtest du den gleichen Weg zurück. Spüre, wie nun die Luft der Ausatmung erwärmt nach außen tritt. Wiederhole diesen Weg der Atmung noch ein paarmal.

7. Falls du noch immer irgendwo Verspannungen spürst, lenke bewusst die Aufmerksamkeit genau in diesen Bereich deines Körpers. Befreie dich mit jeder Ausatmung davon.

8. Nimm dir anschließend ein paar weitere Minuten Zeit, deinen Körper in seiner Gesamtheit wahrzunehmen: als ein vollkommenes und intelligentes System. Mache dir bewusst, dass du ein Teil von etwas Größerem bist und wir alle miteinander verbunden sind. Danke deinem Körper, jeder Körperzelle und sende ein Lächeln in dich hinein.

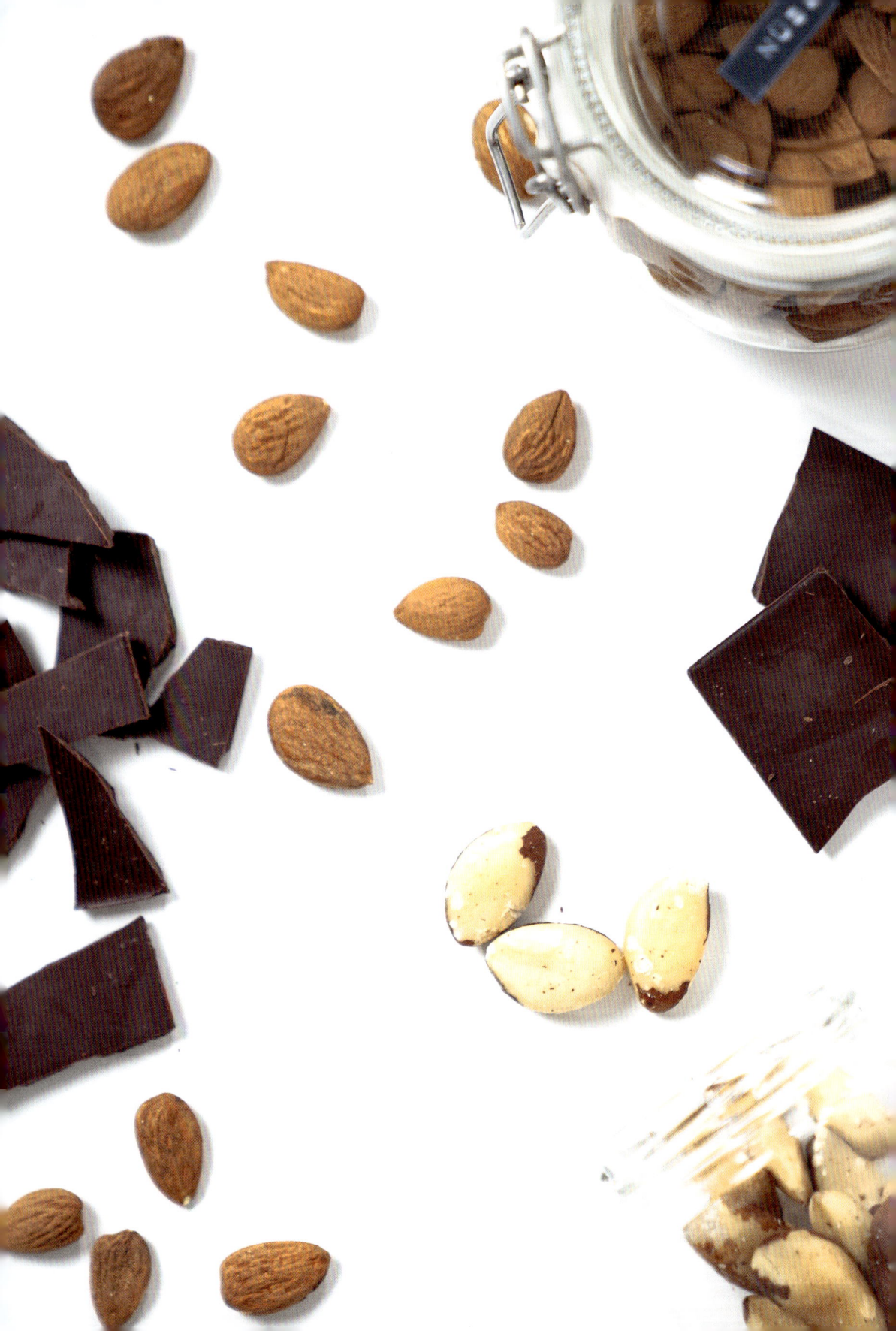

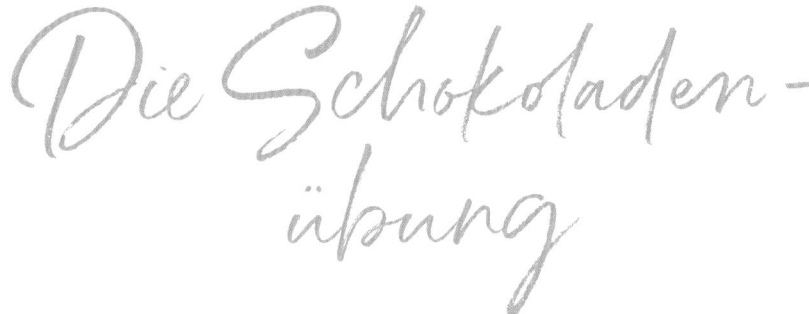

Die Schokoladenübung

*Diese Übung soll Genuss fördern und unbewusstes
In-sich-Hineinschlingen verbannen. Wichtig ist, dass
du immer wieder kleine Pausen zwischen den
einzelnen Schritten einlegst.*

1. Brich dir ein Stückchen deiner Lieblingsschokolade ab und lege es vor dir ab. Konzentriere dich auf das Aussehen dieses Stückchens. Welche Farben, Formen und Texturen erkennst du? Achte auf die Oberfläche und Rillen.

2. Nimm es nun in die Hand und spüre das Gewicht. Drücke leicht darauf, um zu spüren, wie die Textur ist. Schmilzt die Schokolade schon? Hinterlässt das Stückchen Schokohände?

3. Halte es nun unter deine Nase und nimm den Geruch wahr. Nach was riecht es? Süßlich? Herb? Wie würdest du das Aroma beschreiben? Bemerkst du, wie dir das Wasser im Mund zusammenläuft? Falls dir jetzt Gedanken kommen wie „Warum mache ich das hier gerade?" oder „Das macht keinen Sinn", konzentriere dich auf das völlig wertfreie Beobachten des Stückchens Schokolade.

4. Führe es jetzt in Richtung Mund. Spüre, wie sich deine Lippen sanft öffnen. Lege das Stückchen nun auf deine Zunge und registriere die Speichelbildung. Kannst du schon etwas schmecken? Schiebe die Schokolade gegen deinen Gaumen und spüre, wie sie weiter schmilzt. Bewege das Stückchen im Mund langsam von links nach rechts, bis es sich vollständig aufgelöst hat.

5. Jetzt solltest du dich sehr wach und konzentriert fühlen. Spüre Ruhe und Ausgeglichenheit in dir aufkommen.

In den Körper hineinlächeln

Diese Übung stimmt dich sofort positiv, egal welches Chaos in dei-nem Leben gerade auch herrscht.

1. Finde einen aufrechten und für dich bequemen Sitz.

2. Schließe deine Augen und spüre deine Atmung. Sitze so für einen Augenblick und konzentriere dich ausschließlich darauf. Lasse deinen Atem fließen, ohne die Atmung zu vertiefen oder auszudehnen. Nimm einfach diesen wunderbaren auto-matischen Prozess wahr, den dein Körper hier vollbringt.

3. Lächle nun: Ziehe deine Mundwinkel nach oben und spüre die Veränderung deiner Gesichtsmuskeln. Halte dieses Lächeln bei und lasse die positiven Effekte in jeder Körperzelle wirken. Bleibe hier und lächle. Spüre, wie sich dieses Strahlen in dir ausbreitet, und genieße.

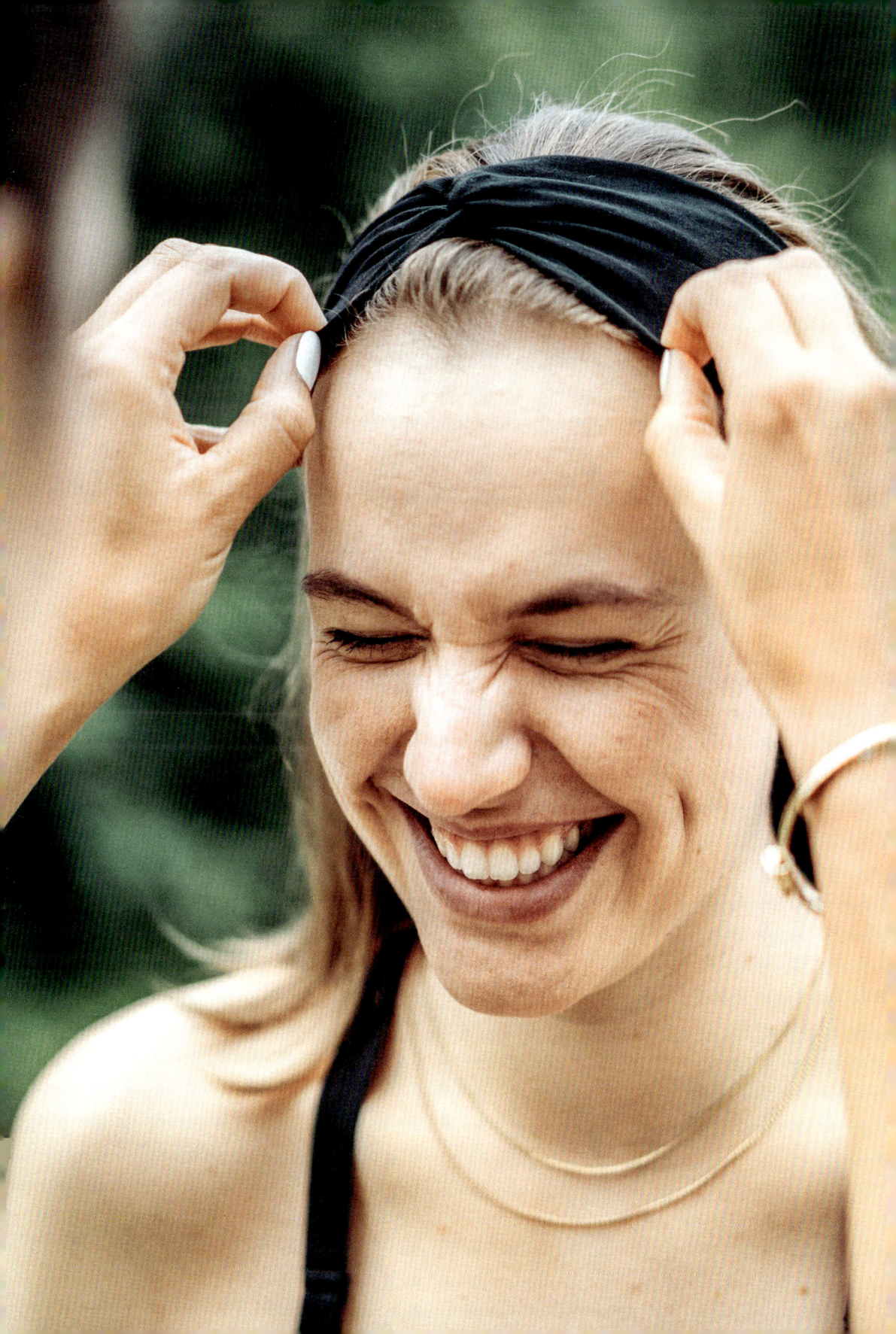

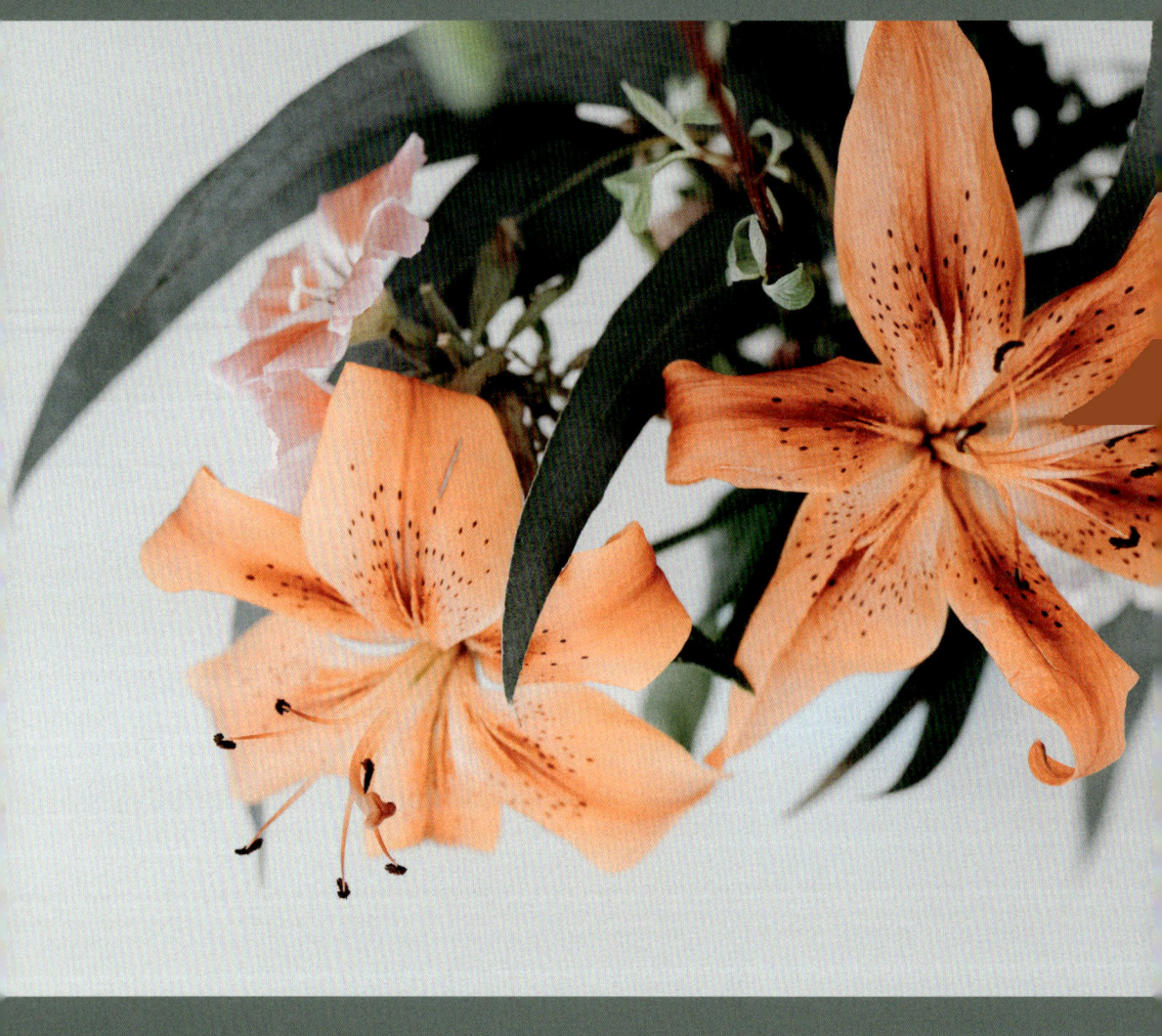

*Bis gestern zurück-
zugehen, wäre ganz
unnütz, weil ich da
jemand anderes war.*

Lewis Carroll (aus
Alice im Wunderland)

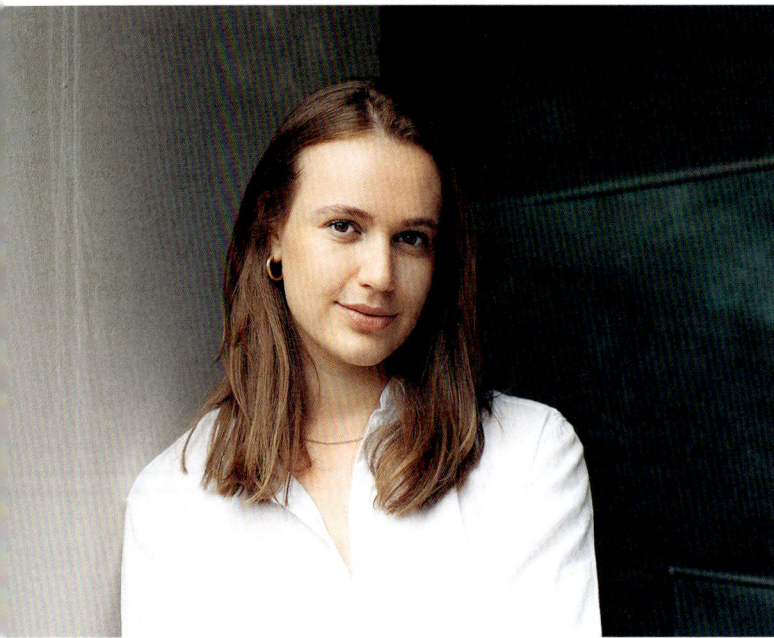

Samira Knott ist zusammen mit Mira und Dr. Petra Bracht Teil des fayo-Teams. Als Psychologin beschäftigt sie sich mit dem Schlüssel zu einer gesunden inneren Einstellung.

Samira Knott

Mein Name ist Samira, ich bin Psychologin und habe das Glück, mit Mira gemeinsam seit einigen Jahren zusammenzuarbeiten und eine tiefe Freundschaft zu teilen. Yoga hat dabei von Anfang an eine Brücke zwischen uns geschlagen.

Zum Yoga kam ich ursprünglich vor über zehn Jahren. Damals habe ich mit meiner Mutter zusammen in einem kleinen Studio damit angefangen. Der Kurs war nicht gut besucht, so hatten wir das Glück, Einzelunterricht zu bekommen. Wir waren sofort begeistert von dieser neuen Welt und meine Mutter entschied sich sogar direkt dazu, eine Ausbildung zur Yogalehrerin zu absolvieren. Für mich blieb es zunächst essenzieller Teil meines Sportprogramms. Erst in den Jahren danach eröffnete sich mir nach und nach die spirituelle Unendlichkeit des Yoga, die ich heute mit meiner Yogaroutine auch noch verbinde.

Yoga ist alles und alles ist Yoga. Das bedeutet für mich, dass jeder Aspekt des Lebens yogisch sein kann. Die Asana-Praxis, die zugegeben mein fast täglicher Begleiter ist, stellt dabei nur einen kleinen Aspekt dar, die restlichen Facetten des Yoga (der achtgliedrige Pfad, Ashtanga; siehe Seite 36) bilden eine Orientierung für das gesamte Leben.

Inspiriert bin ich zum einen durch viele Lehrer, die ich auf meinem Weg treffen durfte. Aber vor allem sind es die Familie, Freunde und die unterschiedlichsten

Menschen, die mich immer wieder unterstützen, vor neue Herausforderungen stellen und mich aus meiner Komfortzone holen. Das sind Situationen, in denen die yogische Lebensart tatsächlich zur Kunst wird. Die Flexibilität der Seele wird immer wieder aufs Neue gefordert und lässt sich fördern, wenn man dafür bereit ist. Das ist Yoga für mich.

Die Achtsame Atmung

Zeitaufwand 5–15 Min. täglich

In meiner praktischen Arbeit mit Klienten und Klientinnen sind viele Aspekte des Yoga und der östlichen Philosophie der Achtsamkeit wichtige Bestandteile. Die Verbindung und das Ausbalancieren von Körper, Seele und Geist im Hier und Jetzt sind vermutlich die größten Herausforderungen unseres Lebens. Meine yogische Routine, die ein fester Bestandteil meines täglichen Lebens und frei von Ort, Zeit, Yogamatte oder Outfit ist, stellt eine vollständige Pranayama, also Atempraxis, dar. Prana steht für die Lebensenergie, im übertragenen Sinn den ursprünglichen Atem, und yama spiegelt die Zurückhaltung, Kontrolle und Erweiterung wider.
Ist unser Geist ruhig, atmen wir lange, tief und gleichmäßig. Ist unser Geist unruhig, gestresst und abgelenkt, atmen wir schnell, kurz und flach. In der Wechselwirkung können wir durch unsere Atmung also unseren Geist zur Ruhe bringen.

So funktioniert's:
Bei der Viloma Pranayama atmest du in drei Phasen.

1. Sende deine Atmung in deinen Bauch, pausiere.

2. Dann in deinen Brustkorb, pausiere.

3. Dann in deine obere Brust und pausiere auch hier.

Auf dem gleichen Weg, beginnend bei deiner oberen Brust über die Rippenbögen und dann über den Bauch, atmest du mit Pausen dazwischen aus.
Nimm gerne deine Hände auf dem Weg der Einatmung und dem Weg der Ausatmung mit, um die Verbindung des Atemflusses zu spüren. Praktiziere die Viloma Pranayama regelmäßig einige Minuten. Beginne mit 5 Min. und steigere dich in deinem eigenen Tempo auf 10–15 Min. täglich.

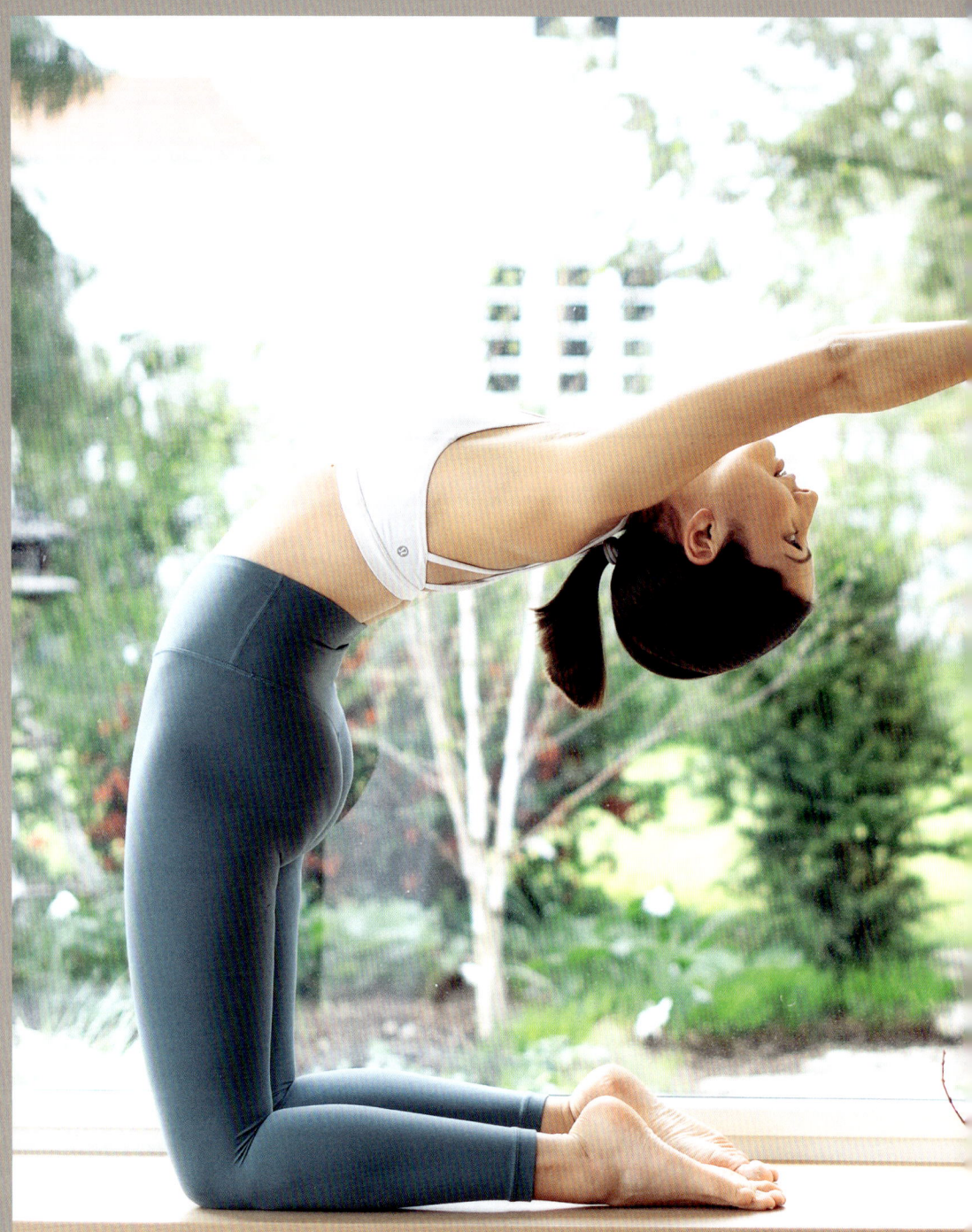

Yoga & Bewegung

~~~~~~~~~

YOGA IST VIEL MEHR ALS EINE
BEWEGUNGSABFOLGE – ES BEWEGT
KÖRPER, GEIST UND SEELE.

Wir haben ja schon gesehen, dass ein yogischer Lebensstil weit über die pure Yogapraxis auf der Matte hinausgeht. Yoga durchzieht alle deine Lebensbereiche, da es dabei um einen achtsamen Umgang mit dir – deinem Körper und deiner Seele – sowie mit deiner Umwelt geht. Dennoch ist natürlich die körperliche Bewegung, die Ausübung der Asanas, ein wichtiger Aspekt der alltäglichen Yogaroutine. Nicht umsonst ist sie Teil des achtgliedrigen Pfades nach Patanjali (Ashtanga). Denn ein gesunder Geist wohnt in einem gesunden Körper und regelmäßige Bewegung ist die Grundvoraussetzung dafür, dass es deinem Körper gut geht.

Ein gesunder Geist wohnt
in einem gesunden Körper.

ALLTÄGLICHE BEWEGUNG

Nun ist es idealerweise nicht so, dass du die obligatorische Yogastunde ableistest, aus dem Studio rennst und ab da deine Bewegungen wieder vollkommen unbewusst ablaufen lässt. Wie gesagt ist Yoga mehr als eine Sportart, es durchzieht alles, und das auch in Bezug auf Bewegung. Denn auch hier geht es um Achtsamkeit, um einen achtsamen und liebevollen Umgang mit deinem Körper, der dich so zuverlässig durch alle Hochs und Tiefs des Lebens trägt. Und das soll er schließlich auch weiterhin tun.

Im Alltag bewegen wir uns häufig sehr einseitig. Oft sitzen wir stundenlang in einer Position am Schreibtisch, etwa wenn du einem Bürojob nachgehst, oder wir führen immer wieder dieselben Bewegungen aus. Das ist natürlich denkbar ungünstig für deine Beweglichkeit. Klar, die Yogaübungen auf der Matte können einiges wieder geradebiegen, aber es wäre doch schön, wenn es gar nicht erst so weit kommt. Daher ein Tipp, den ich dir wärmstens ans Herz legen möchte: Stehe zwischendrin auch mal auf und gehe ein paar Schritte, strecke dich, mache eine kleine Übung zwischendrin. Spüre immer mal wieder in dich hinein: Wo zwickt es vielleicht? Welche Art von Bewegung würde dir jetzt guttun? Damit ist schon einmal sehr viel gewonnen und du kannst dann wieder anderen Dingen deine volle Aufmerksamkeit und Konzentration schenken.

KÖRPER UND ATMUNG IM FLOW

Wenn man an Yogaübungen denkt, hat man oft diese fließenden Bewegungen im Kopf. Und genau das passiert, wenn du Asanas ausübst: Dein Körper gerät in den Flow. Das betrifft nicht nur deine Arme und Beine, deine Wirbelsäule und Muskeln, sondern auch deinen Atem. Daher ist es besonders wichtig, ihn immer fließen zu lassen, ihn nicht zu unterdrücken. Es geht letztlich darum, loszulassen und deinem Körper voll und ganz zu vertrauen.

Dennoch ist es natürlich essenziell, dass du die Übungen möglichst korrekt ausführst, um den gewünschten Effekt der Stärkung zu erzielen und nicht stattdessen eventuelle Beschwerden wie

Schmerzen ausbildest. Lies daher die Anleitungen im Praxisteil aufmerksam durch, bevor du dich daranmachst. In einem Yogakurs hat natürlich dein Lehrer einen Blick darauf, dass du die Abfolgen korrekt ausführst, ohne dich etwa zu überdehnen oder gar zu verletzen.

Es geht darum, loszulassen und
deinem Körper voll und ganz zu vertrauen.

FAYO-YOGA – WAS IST DAS?

Dabei handelt es sich nicht etwa um eine uralte Schule des Yoga, es ist vielmehr eine Bewegungspraxis, die auf den Erkenntnissen der Schmerztherapie nach Liebscher & Bracht basiert. Die Übungen bestehen aus speziellen Dehnungs-, Rotations- und Kräftigungsübungen. Sie zielen darauf ab, Schmerzen und Verschleiß zu verhindern, indem Bewegungsdefizite des Alltags ausgeglichen werden. Wie im herkömmlichen Yoga sind diese Übungen in einen Flow eingebettet und verhelfen dir zu mehr Beweglichkeit und guter Laune.

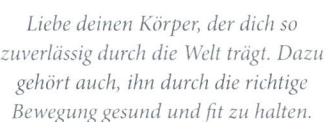

Liebe deinen Körper, der dich so
zuverlässig durch die Welt trägt. Dazu
gehört auch, ihn durch die richtige
Bewegung gesund und fit zu halten.

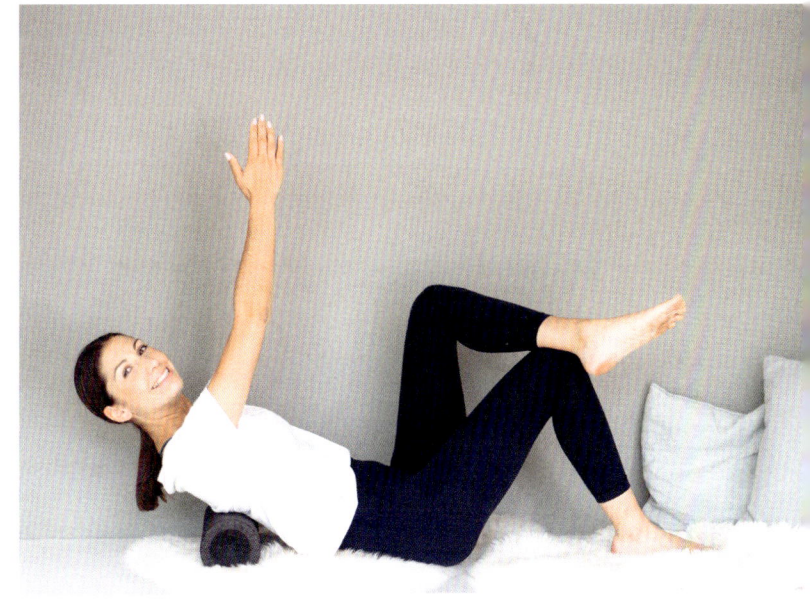

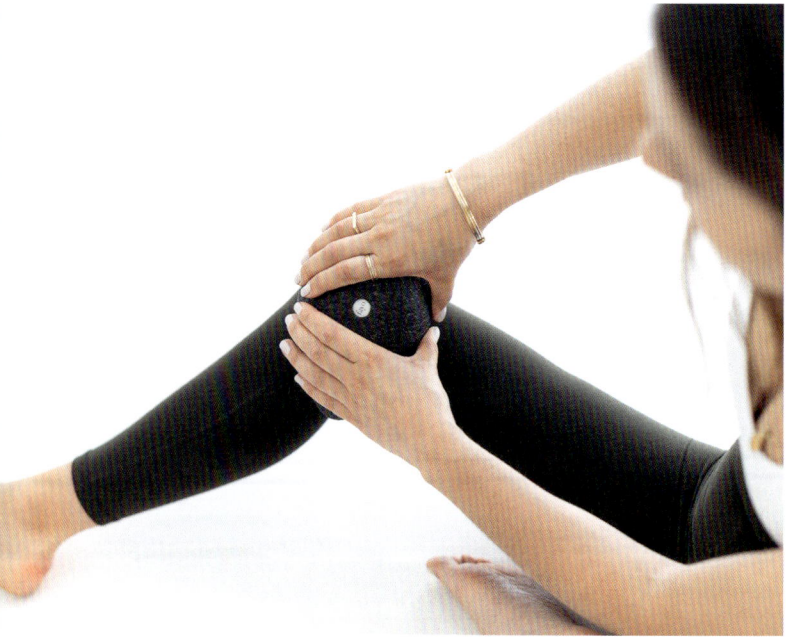

Faszien durchziehen unseren gesamten Körper. Oft sind sie für Verspannungen und Schmerzen verantwortlich, ausgelöst durch einseitige Bewegungsmuster.

Fayo ist Yoga für die Faszien

Der Name fayo steht dabei für die Ganzheitlichkeit der Bereiche food, awareness, yoga und om. Er hat aber noch eine weitere Bedeutung, die besonders interessant wird, wenn wir über Yoga und Bewegung sprechen: Die erste Silbe fa kann auch für Faszien stehen, die zweite Silbe yo für Yoga. Fayo-Yoga ist also auch eine Form von Faszien-Yoga. Eine Besonderheit der fayo-Abfolgen ist nämlich, dass die Übungen nicht ausschließlich der Befreiung des Geists dienen – so wie wir es aus der Yoga-Tradition kennen –, sondern zusätzlich einige Körperbereiche mit den dazu wichtigen Ansteuerungen des Gehirns so zeitgemäß verbunden werden, dass einseitige Haltungen, gleiche Bewegungsmuster und engwinklige Positionen des Alltags ausgeglichen werden. Das gilt übrigens auch für den Ausgleich zu Sportarten und anderen Yogastilen, bei denen ebenfalls immer die gleichen einseitigen Bewegungen durchgeführt werden. Fayo ist also ein Yogastil, der im Tiefengewebe wirkt und somit die Traditionen von Yoga und das heutige Wissen um die Bedeutung der Faszien vereint.

Mit fayo entwickeln wir uns durch eine regelmäßige Praxis auf einer körperlichen Ebene im muskulär-faszialen Bereich weiter. Da Bewegungseinschränkungen, Schmerzen und Verschleiß durch zu hohe Spannungen entstehen, geht es im Faszien-Yoga darum, genau diese einseitigen Spannungen auszugleichen und damit für ein gesundes, gut durchfeuchtetes Bindegewebe (Faszien) zu sorgen. Fayo-Yoga ist die Verbindung von traditionellem Yoga mit dem Wissen um die verbreiteten Zivilisationskrankheiten, den herrschenden Bewegungsmangel und die Schmerzproblematik vieler Menschen und bildet so einen ganzheitliche Weiterentwicklung und Interpretation von Yoga.

Was sind Faszien?

Faszien sind eine Bindegewebestruktur, die unseren Körper durchzieht und ihn im wahrsten Sinne zusammenhält (aus dem Lateinischen fascia = Band). Der natürliche Feind der Faszien ist Bewegungsmangel. Auch unter der bei uns verbreiteten Übersäuerung aufgrund einer falschen Ernährung leidet unser Fasziengewebe, da es in einem sauren Milieu Flexibilität einbüßt. Wir sind in der Folge oft verspannt. Wichtig für unsere Faszien ist außerdem eine gute Flüssigkeitsversorgung. Du solltest also immer darauf achten, genug Wasser zu trinken. Wie du siehst, tut unseren Faszien nicht nur eine ausgewogene Bewegung gut, sondern auch ein insgesamt gesunder Lebenswandel. Auch hier gilt also das Prinzip der Ganzheitlichkeit – alles hängt zusammen.

Fayo-Yoga kann jeder üben

Fayo-Yoga und auch Faszien-Yoga im Allgemeinen eignen sich für jeden Menschen, egal ob alt oder jung, beweglich oder steif. Das Schöne ist, dass wir dadurch in der Lage sind, Verspannungen und sogar Schmerzen mit etwas Geduld, Regelmäßigkeit und Disziplin wieder umkehren zu können. Es ist also nie zu spät, damit zu beginnen. Der tägliche Einsatz kann auf wenige Minuten limitiert sein und hat trotzdem die Kraft, etwas in uns zu bewegen. Das einzige, das du tatsächlich brauchst, ist die Motivation, dich spüren, deine Beweglichkeit steigern und/oder Verspannungen und Schmerzen selbstbestimmt in die Hand nehmen zu wollen.

YOGA IST NICHT GLEICH YOGA – DIE STILE IM ÜBERBLICK

Hast du dich schon immer gefragt, was diese verschiedenen Yogabegriffe – Ashtanga, Vinyasa, Hatha und so weiter – eigentlich bedeuten oder was genau der Unterschied ist?
Da es im Yoga keine genau festgelegten Regeln gibt, finden sich dort viele unterschiedliche Interpretationen und Ausführungen. Für Anfänger ist dies häufig maximal verwirrend, wenn man davon noch nie etwas gehört hat. Damit du verstehst, wofür und mit welchen Schwerpunkten verschiedene Yogastile praktiziert werden, findest du hier eine kleine Übersicht über die bekanntesten Yoga-Bewegungsstile.

Name	Eigenschaften	Für wen geeignet?
Hatha	statisch, kraftvoll, langsam	Anfänger
Yin	ruhig, langsam, entspannend	Anfänger
Kundalini	energetisierend, deep	Anfänger
Restorative	ruhig, langsam	Anfänger
Vinyasa	dynamisch, fließend, schnell	Fortgeschrittene
Bikram/Hot	warm, anstrengend	Fortgeschrittene
Jivamukti	dynamisch, rhythmisch, musikalisch	Fortgeschrittene
Aerial	akrobatisch, schwebend	Fortgeschrittene

Je nachdem, ob du bereits Erfahrungen in der Yogapraxis gesammelt hast oder am Anfang deiner Yogareise stehst, kannst du dich nach der obigen Übersicht probehalber mal für den einen oder anderen Kurs einschreiben und sehen, ob diese spezielle Variante etwas für dich ist. Welcher Yogastil dir besonders zusagt, ist nicht zuletzt davon abhängig, wie es dir gerade geht. So kann sich deine Präferenz je nach Lebensabschnitt, in dem du dich gerade befindest, auch ändern.

Außerdem gibt es wie schon damals in der Schulzeit auch im Yoga Lehrer, die du von Anfang an sympathisch findest – und wiederum andere, mit denen du einfach nicht warm wirst. Am Ende zählen die Faktoren Persönlichkeit, Stimme sowie allgemeine Sympathie. Aber selbstverständlich auch, ob der Lehrer die Übungen nachvollziehbar vermitteln kann und gut auf dich eingeht!

So kann es sein, dass du als Anfänger sehr viele unterschiedliche Kurse und verschiedene Lehrer ausprobieren musst, um dein ganz persönliches Yoga zu entdecken, bei dem dir das Herz aufgeht – und sich dein Körper und dein Geist gleichermaßen angesprochen fühlen. Beobachte einfach, zu welchen Kursen du dich hingezogen fühlst. Zu welchem Kurs kannst du dich aufraffen, auch wenn du eigentlich total fertig bist, weil du die Erfahrung gemacht hast, dass das gute Gefühl nach einer Stunde immer überwiegt? Genau dieses Gefühl bestätigt, dass du DEINEN Kurs gefunden hast!

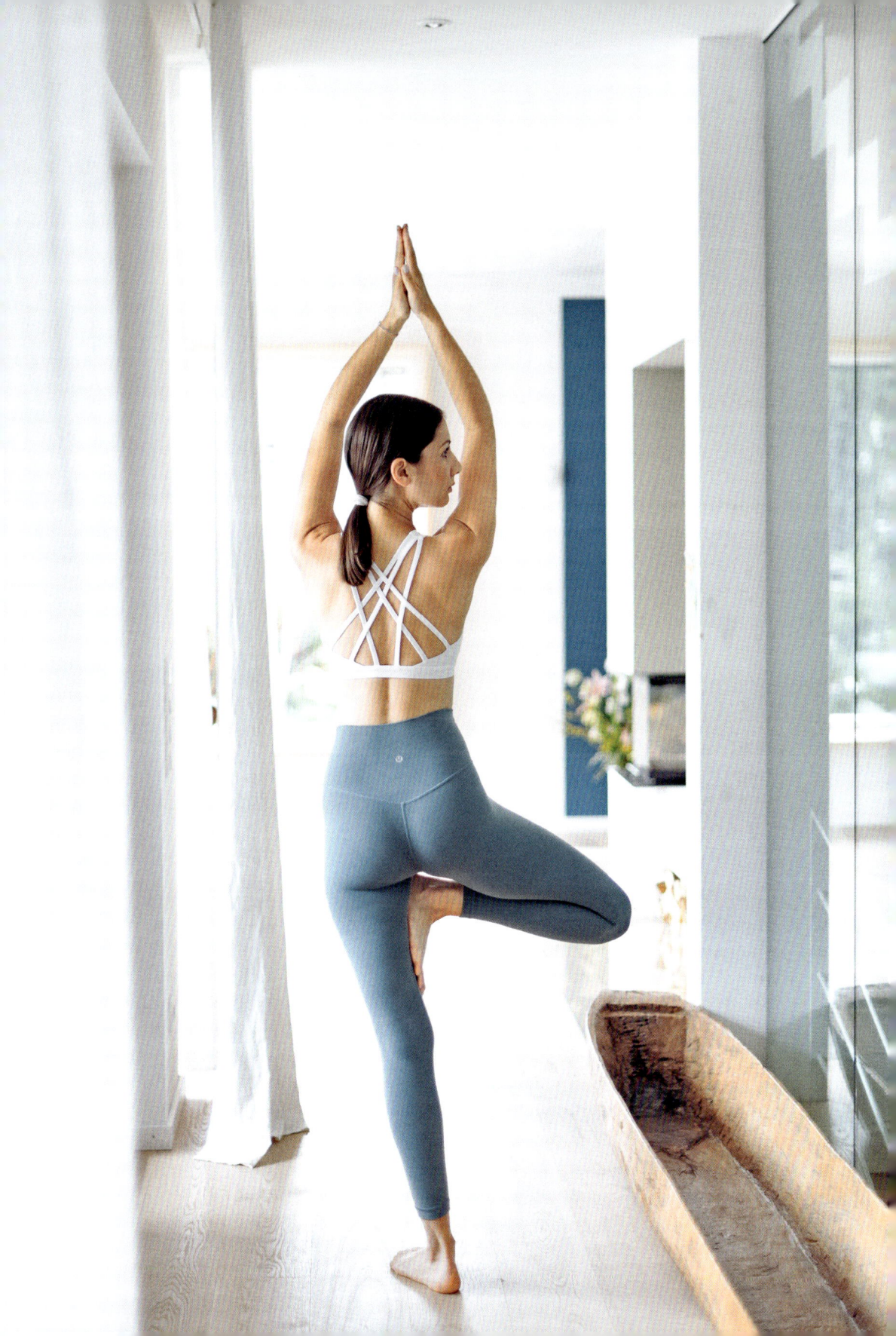

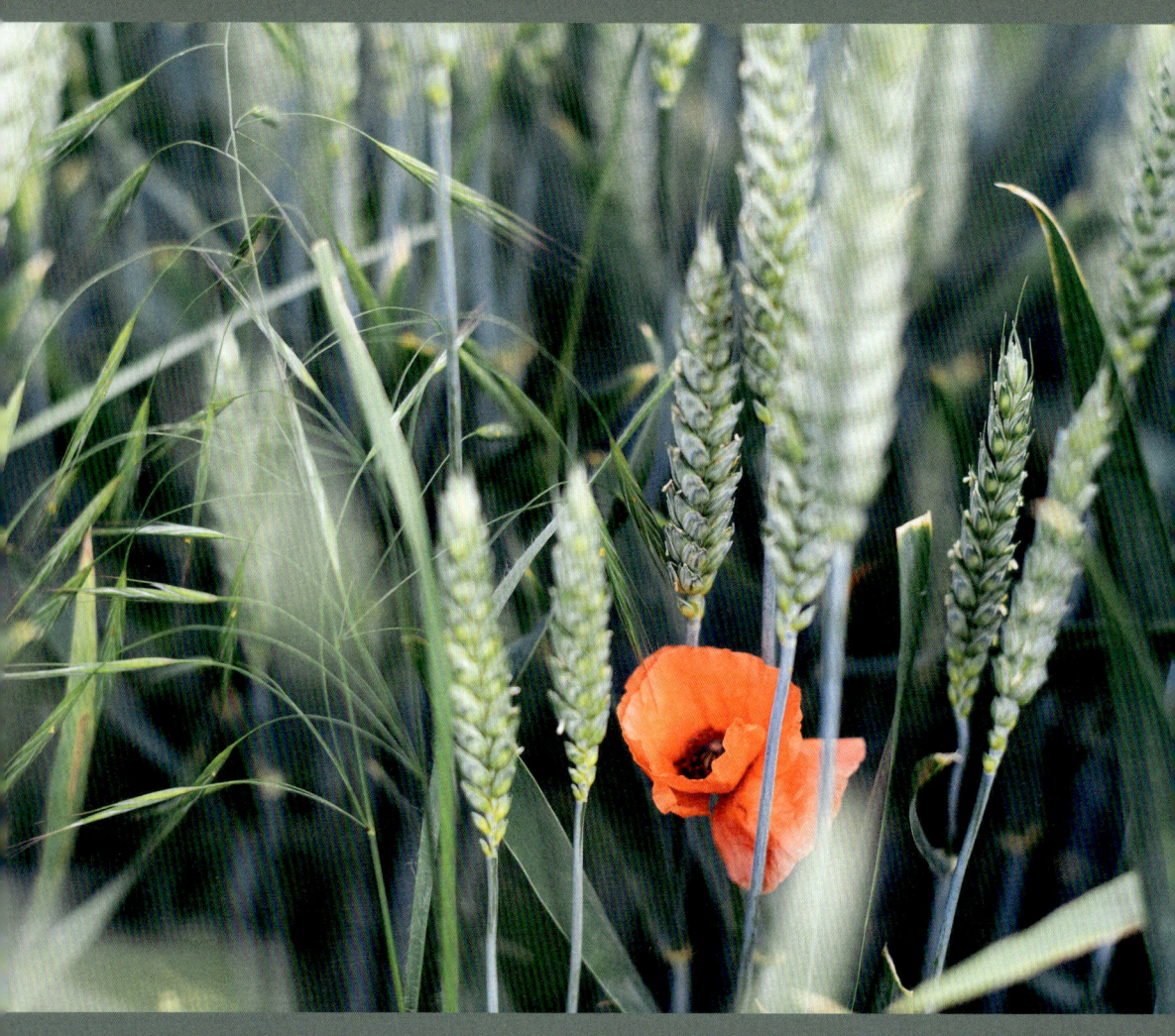

*Wer Yoga übt,
entfernt das Unkraut
aus dem Körper,
sodass der Garten
wachsen kann.*

B. K. S. Iyengar

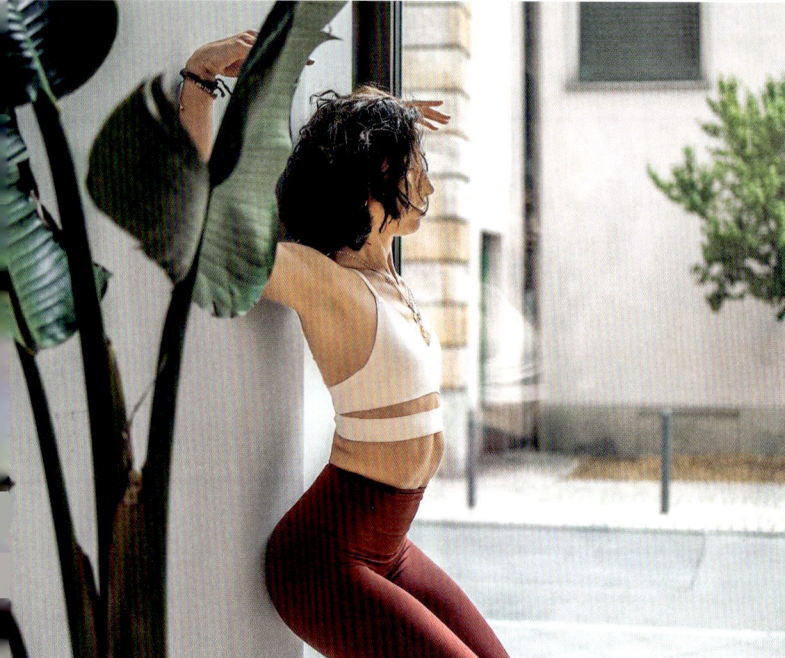

Estefania Lopez

Yoga findet dich – egal wo du bist. Mich hat es gefunden, als ich es vermutlich am stärksten gebraucht habe, als hätte es meinen stillen Ruf gehört. Schon als kleines Mädchen und heranwachsende Frau hatte ich den Wunsch: Ich möchte Menschen bewegen! Doch wie stellt man dies an?

Damals noch Studentin und junge Mutter auf der Suche nach Veränderung studierte ich lateinamerikanische und portugiesische Sprache und Kultur sowie Humangeografie auf Magister. Bis heute interessiere ich mich besonders für erinnerungskulturelle Thematiken und dafür, welche Auswirkungen diese auf politische Konflikte haben können.

EINE ZUFÄLLIGE ENTDECKUNG

Yoga hat mich durch eine Zeitschrift gefunden. Im Supermarktregal entdeckte ich das Magazin „Yoga" (mit Übungs-CD), das einen straffen Körper zu zaubern versprach. Da ich mich zu diesem Zeitpunkt allein mit meinem Sohn in Kapstadt befand und ich keine Zeit fand, Sport außerhalb der vier Wände zu betreiben, kaufte ich die Zeitschrift kurzerhand. Tagsüber arbeitete ich bei einer Organisation, die

Urban-Upgrading-Projekte in Townships (informelle Siedlungen) realisiert, und abends widmete ich mich meinem Sohn und der neu erworbenen Zeitung. Yoga begleitet mich seit dieser Zeit.

Durch meine Arbeit in den Townships und mein Interesse an Achtsamkeit und Philosophie entwickelte sich in mir die Vision eines sozialen Yogaprojekts in Schulen. Ich wollte Kindern dabei helfen, ihren eigenen Körper bewusst wahrzunehmen und so den Grundstein für einen yogischen Lebensstil zu legen.

AUF DEM WEG ZU EINEM NEUEN LEBEN

Mit dem Gedanken, Yogalehrerin zu werden, ohne zu diesem Zeitpunkt Yoga wirklich zu kennen, verließ ich Kapstadt. Vier Jahre vergingen, viele Yogastunden, eine Magisterarbeit und eine Tochter später erfüllte ich mir diesen Wunsch. Ich erinnere mich an ein Gespräch mit meiner Yogalehrerin, die mir damals sagte: „Diese Ausbildung kann dein Leben verändern." Zu diesem Zeitpunkt nickte ich nur mit dem Kopf, ohne wirklich zu verstehen. Heute verstehe ich und lächle.

EIN LEBEN MIT YOGA

Yoga hat viele Gesichter. Yoga kann alles und nichts sein. Yoga kann das sein, was du daraus machen möchtest. Für mich ist Yoga gleichzusetzen mit dem Leben. Yoga ist ein Prozess, der nicht linear ist. Es begleitet dich durch verschiedene Emotionen und Erlebnisse. Meine größte Inspiration für meine Yogapraxis ist daher das Leben an sich. Die Begegnungen mit dir selbst und anderen Menschen führen zu neuen Gedanken.

Im Alltag praktiziere ich Yoga auf verschiedene Arten und Weisen: Ich liebe es, mich auf der Matte zu bewegen, als wäre die Luft um mich herum dickflüssiger Honig. Dadurch kann ich Kraft und Flexibilität erleben und so meinen Körper und Geist entschleunigen. In den verschiedensten Alltagssituationen, sei es in der Bahn sitzend oder beim Laufen, während ich meine Kinder in die Schule oder in den Kindergarten bringe, praktiziere ich Yoga durch bewusste Atmung. Ein yogisches Mindset für ein liebevolles Miteinander praktiziere und lebe ich, wenn ich mein politisches Interesse kundgebe und Missstände in unserer Gesellschaft verstehen und mit anderen teilen möchte.

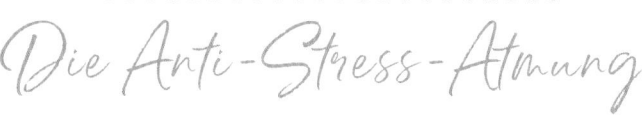

Die Anti-Stress-Atmung

Zeitaufwand 5–10 Min. täglich

Wir nehmen unsere Atmung nur sehr selten bewusst wahr. Oftmals nur, wenn wir unter Stress stehen, wenn wir Druck auf der Brust fühlen oder wenn wir kurzatmig sind. Die folgende Übung kann dir dabei helfen, die Qualität deiner Atmung zu verbessern und mit Stresssituationen effektiver umzugehen.

So funktioniert's:
1. Finde einen bequemen Sitz. Richte deine Wirbelsäule gerade Richtung Decke auf. Greife dir an deine Beckenknochen und kippe sie sanft nach vorne. Lege deine Hände auf deinen Knien ab. Schließe deine Augen und beginne deine Atmung zu beobachten.

2. Lege deine linke Hand auf deinen Bauchnabel und deine rechte Hand auf deinen Brustkorb. Atme durch die Nase in deinen Bauchnabel ein, ziehe den Atem weiter Richtung Brustkorb und nach oben zu deinen Schlüsselbeinen. Halte deinen Atem 4 Sek. an und ziehe dabei dein Kinn zum Brustkorb.

3. Atme durch die Nase aus und führe deine Ausatmung auf dem gleichen Weg zurück. Wiederhole die Übung viermal.

Lasse deine Atmung anschließend wieder kommen und gehen, wie sie es möchte, ohne sie zu lenken – beobachte sie nur für einen kurzen Augenblick und spüre nach.

Variation:
1. Atme zweimal durch die Nase ein und aus.

2. Atme beim dritten Mal ein und bringe deinen Daumen und den kleinen Finger einer Hand zu deinen Nasenflügeln. Drücke mithilfe deiner Finger deine Nasenflügel sanft zusammen und halte deine Atmung für 4 Sek. an, atme dann wieder ganz entspannt aus.

3. Atme erneut zweimal durch die Nase ein und aus und wiederhole die Übung, so oft du möchtest.

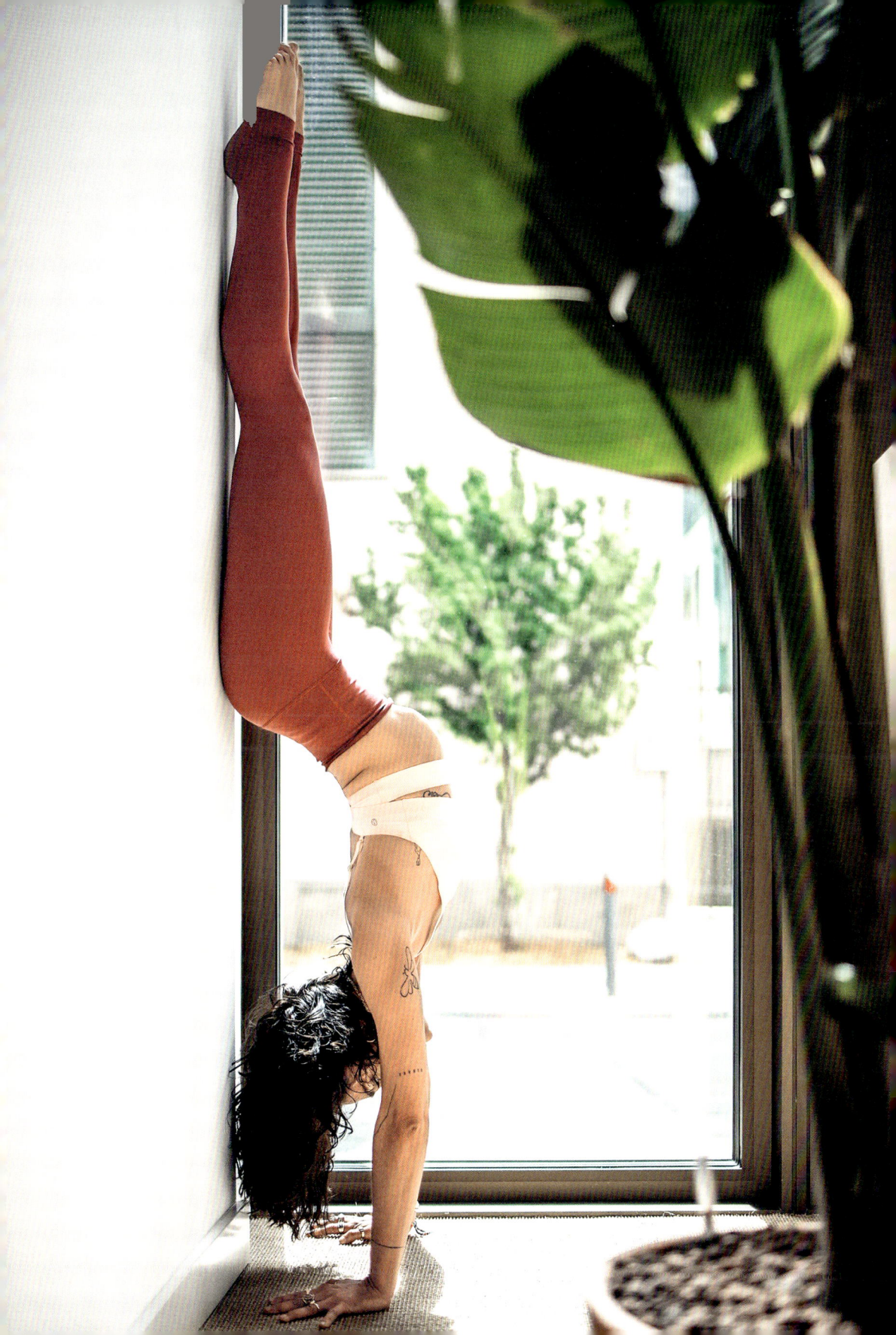

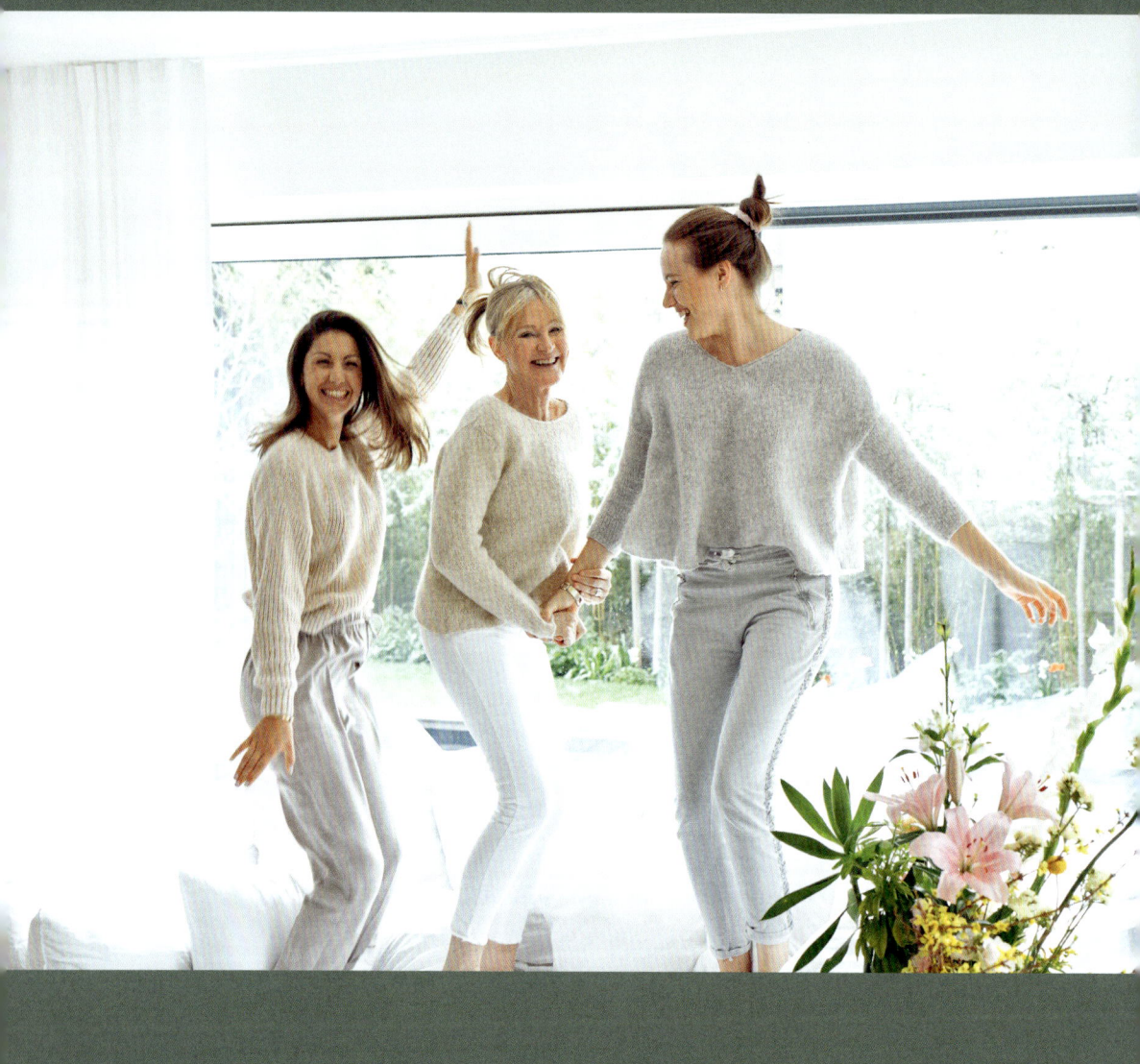

Wenn wir bedenken, dass wir alle verrückt sind, ist das Leben erklärt.

Mark Twain

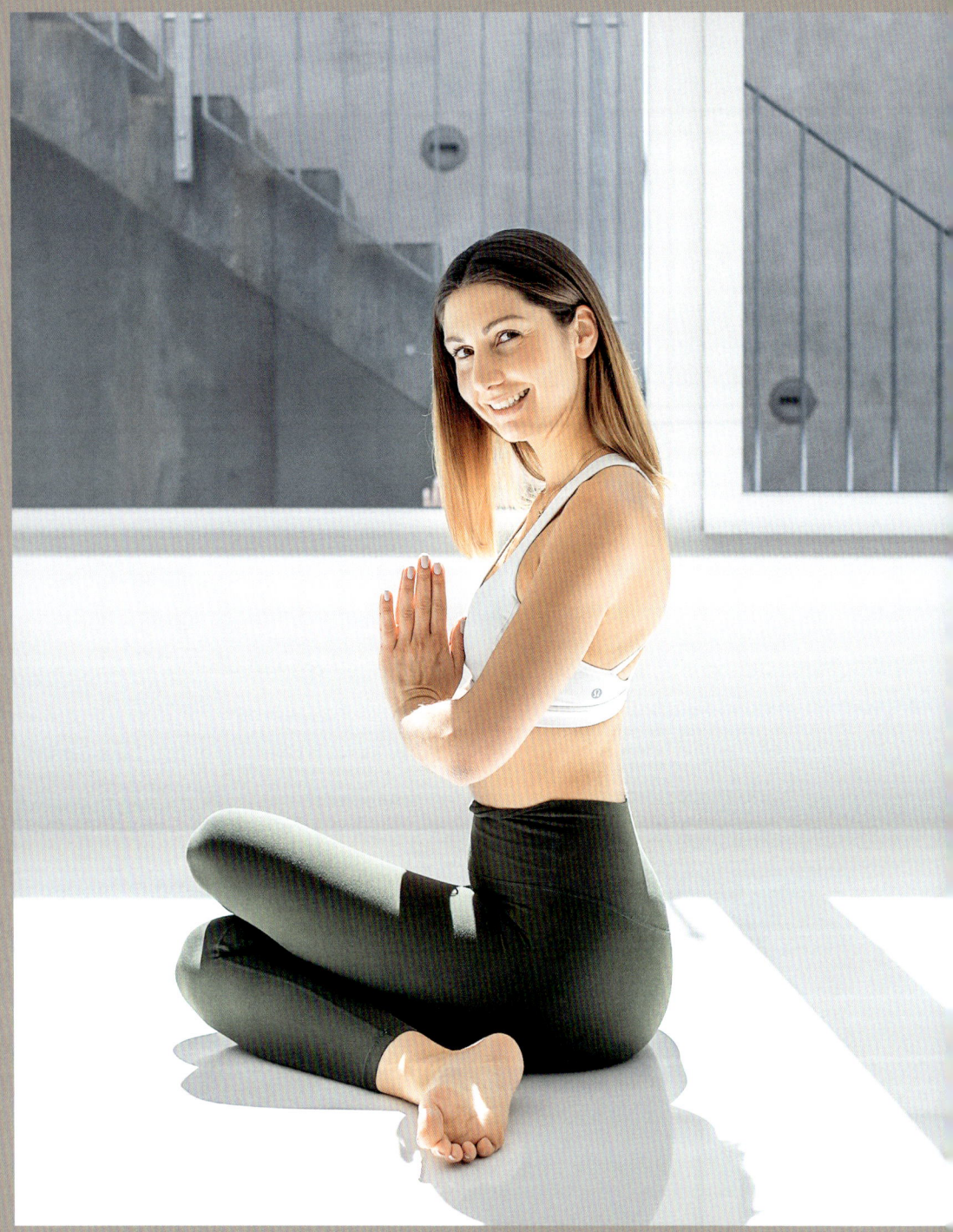

Yoga-routinen

FÜR EINEN KRÄFTIGEN UND GESUNDEN
KÖRPER UND MEHR SCHWUNG IM LEBEN.

BEVOR ES LOSGEHT

Bevor du dich in die Routinen stürzt, solltest du für eine Umgebung und Bedingungen sorgen, mit denen du dich pudelwohl fühlst. Hier ein paar Tipps dazu:

Schaffe einen Raum für deine Yogapraxis, an dem du dich voll und ganz fallen lassen kannst und die Alltagssorgen in den Hintergrund treten. Am besten eignet sich dafür ein fester Ort in deiner Wohnung, um eine gewisse Routine in deine Praxis zu bringen. Du musst es mit der Gemütlichkeit nicht übertreiben, schön sind natürlich Kerzen und gedimmtes Licht – eine Matte neben deinem Bett tut es aber natürlich auch.

Kleide dich bequem und angemessen, eigentlich kannst du alles tragen, worin du dich wohlfühlst und dich gut bewegen kannst. Denke daran, dass deine Körpertemperatur in ruhigeren Positionen fällt. Ich persönlich lege mir immer ein Paar Socken neben die Matte und oft lasse ich einfach meinen Schlafanzug an.

Nutze geeignete Hilfsmittel, die dich unterstützen und dich deinen Körper besser spüren lassen. Dazu eignen sich Erhöhungen wie ein Yogablock oder ein Kissen, ein Gurt oder eine Dehnungsschlaufe und auch die fayo-Faszienrolle, die du auch auf den Bildern hier im Buch sehen kannst.

Es gibt solche und solche Tage, das kennen wir alle. Mal sind wir fitter und mal matter. Mal springen wir voller Elan aus dem Bett und mal können wir uns einfach nicht aufraffen. Wenn du dich allerdings wirklich krank fühlst, solltest du die Signale deines inneren Arztes ernst nehmen und dich ausruhen, statt die Übungen zu machen.

Kenne deine Schmerzgrenze: Um zu wissen, wie weit du gehen kannst, beobachte deine Atmung. Solange du ruhig atmen kannst und nicht versuchst, die Luft anzuhalten oder gegenzuspannen, kannst du sicher sein, dass nichts passieren kann – die intensiven Dehnungen bei akuten Verspannungen und sogar leichte Schmerzen können lindernd wirken.

Wenn du schwanger bist, empfehle ich dir, einen speziellen Kurs zu besuchen. Der Lehrer kann dich dort individuell unterstützen und darauf achten, dass es dir und deinem kleinen Wunder immer gut geht. Da jede Schwangerschaft anders ist und auch die Yogapraxis herausfordernd sein kann, muss man sich einfach wohlfühlen. Das kannst nur du selbst beurteilen. Trotzdem spricht absolut nichts gegen die Ausführung der beschriebenen Übungen.

Vor deiner Yogapraxis solltest du mindestens 1 Std. nichts gegessen haben, das ist meine generelle Empfehlung. Ich persönlich faste seit vielen Jahren im natürlichen Intervallrhythmus, das heißt, ich esse mindestens 16 Std. nichts und bin morgens mehrere Stunden nüchtern. Dadurch bin ich viel fitter und wacher für die Morgenroutine. Probiere es doch auch mal aus!

DEINE PERSÖNLICHE 7-TAGE-CHECKLISTE

Mithilfe dieser Checkliste vergisst du keine Übungseinheit mehr. Vergiss nicht: Jeden Tag solltest du zwei Häkchen setzen, jeweils für die morgendliche und abendliche Übung. Darunter ist noch Platz für deine eigenen Notizen. Vielleicht möchtest du ja deinen eigenen Flow zusammenstellen oder hast Anmerkungen zu den einzelnen Übungen.

Montag	10 Min. Übungen morgens ☐	10 Min. Übungen abends ☐
Dienstag	10 Min. Übungen morgens ☐	10 Min. Übungen abends ☐
Mittwoch	10 Min. Übungen morgens ☐	10 Min. Übungen abends ☐
Donnerstag	10 Min. Übungen morgens ☐	10 Min. Übungen abends ☐
Freitag	10 Min. Übungen morgens ☐	10 Min. Übungen abends ☐
Samstag	10 Min. Übungen morgens ☐	10 Min. Bodyscan abends ☐
Sonntag	10 Min. Übungen morgens ☐	10 Min. Übungen abends ☐

Notizen

....

....

....

....

....

....

....

....

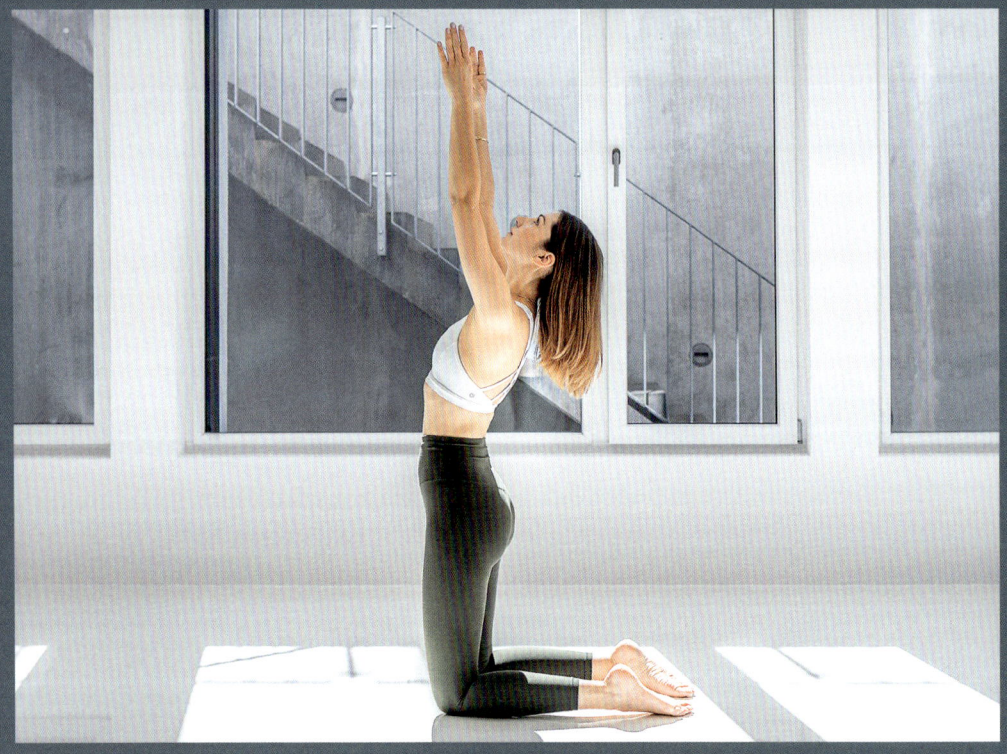

Morgens

*Fokus auf Atmung und Zwerchfell – Mit dieser Übung dehnst du
dein Zwerchfell und schaffst Raum im Brustkorb.*

1. Komme für diese Routine zunächst in einen Kniestand. Die folgende
Atemübung solltest du mindestens dreimal wiederholen, um dich nach und nach
langsam zu steigern. Öffne das Fenster für ausreichend Sauerstoff oder praktiziere
an der frischen Luft.

2. Mit der Einatmung hebst du deine Arme langsam gestreckt über die Seiten
nach oben. Fülle deinen Brustkorb bewusst mit viel Luft.

3. Für die Ausatmung lässt du deine Arme kontrolliert über die Seiten sinken und
versuchst, wirklich alles auszuatmen, bis sich dein Nabel nach innen zieht und dein
Brustkorb nach vorne neigt. Gib diesem Impuls nach und sinke in eine Vorbeuge,
bis du mit deiner Nasenspitze knapp über der Erde schwebst. Dein Rücken ist
gerade, deine Hände liegen unter deinen Schultern auf dem Boden auf.

4. Spüre, wie durch diese Vorbeuge weitere Luft über deinen Mund entweicht. Schließe sanft deine Lippen und mithilfe deiner rechten Hand auch deine Nasenflügel. Drücke diese mit deinem Daumen und deinem Zeigefinger behutsam zusammen.

5. Für die eigentliche Übung, die Dehnung des Zwerchfells, kommst du nun langsam wieder nach oben in den Kniestand und richtest dich mit weiterhin geschlossenem Mund und geschlossener Nase auf. Zu diesem Zeitpunkt hältst du noch immer die Luft an.

6. Spüre die Weite im Rippenbogen, sauge gegen die geschlossenen Nasenflügel ein, sodass ein Unterdruck entsteht. Stoße dann weitere Luft über deinen Mund aus. Schließe diesen sofort wieder und wiederhole dieses „Gegensaugen", den Einatmungsimpuls gegen deine zugehaltenen Nasenflügel, und stoße erneut etwas Luft über deinen Mund aus. Wiederhole dies ein drittes Mal und atme dann genüsslich und tief ein.

7. Nimm fünf tiefe Atemzüge und wiederhole dann die Übung. Nun kannst du sicher schon mehrmals „gegensaugen" und den Unterdruck, die Dehnung des Zwerchfells deutlicher spüren. Steigere dich mit jeder Runde.

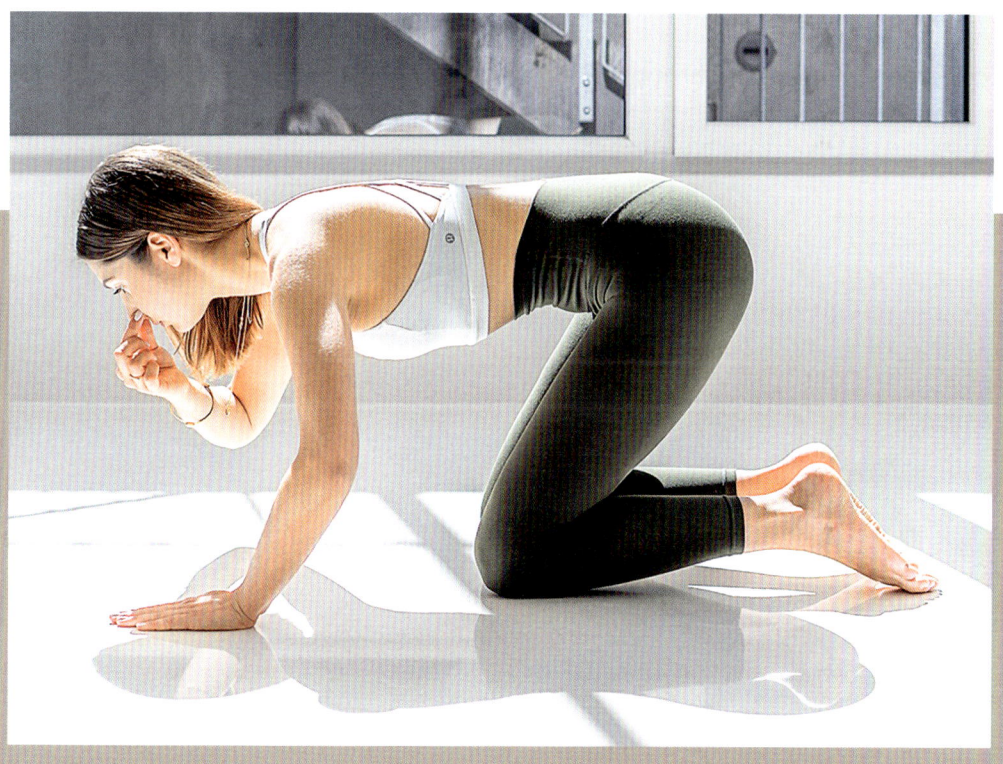

Abends

Fokus auf Erdung und sanften Drehungen – Diese Übung sorgt für mehr Gelassenheit. Außerdem werden deine Körperseiten gedehnt und deine Wirbelsäule wird in der Rotation geübt, eine Bewegung, die viel zu selten im Alltag stattfindet.

1. Finde einen für dich bequemen und aufrechten Sitz, gerne einen Schneidersitz, und erde bewusst deine Sitzbeinhöcker. Optional kannst du dich auch auf einen Stuhl setzen oder Kissen unterlegen, sodass es für dich bequem ist und du einige Minuten so sitzen kannst.

2. Richte dein Becken so aus, dass dein Steißbein nach unten zieht, während sich dein Schambein nach oben aufrichtet. Spüre die Kraft in deinem Bauchraum, in deiner Körpermitte. Halte diese. Richte deine Wirbelsäule weiter gerade auf, sodass sich deine Halswirbelsäule in die Länge zieht.

3. Atme nun tief und bewusst in deinen Brustkorb ein, führe parallel dazu deine Arme über die Seiten nach oben über deinem Kopf zusammen. Mit der Ausatmung ziehst du deinen Nabel sanft nach innen. Gleichzeitig senkst du deine Arme über die Seiten wieder nach unten zurück. Du bringst deine Hände hinter deinen Rücken und versuchst, deine Handflächen dort zusammenzuführen. Rolle dafür deine Schulterblätter nach hinten und unten und versuche, die Länge in deiner Wirbelsäule nach oben zu steigern. Egal, wie weit du jetzt kommst, Yoga ist ein Weg, daher ist es genau gut so, wie du es machst. Das nächste Mal wirst du weiterkommen, versprochen! Bleibe in dieser Position für fünf tiefe Atemzüge und bringe anschließend deine Hände zurück nach vorne.

4. Schließe deine Augen und sitze still. Lasse deine Gedanken los und spüre in deinen Körper hinein, spüre dein Herz pulsieren. Was spürst du außerdem? Nimm wahr, was in deinem Umfeld passiert, welche Geräusche du hörst. Sage dir innerlich mit jeder Einatmung RUHE, mit jeder Ausatmung GELASSENHEIT. Bleibe hier in Stille für 5 Min. und lasse deine Gedanken immer weiterziehen. Hafte nicht an und komme immer wieder zurück zu deiner Atmung.

→

Zu Beginn kannst du dir gerne
einen Timer stellen.

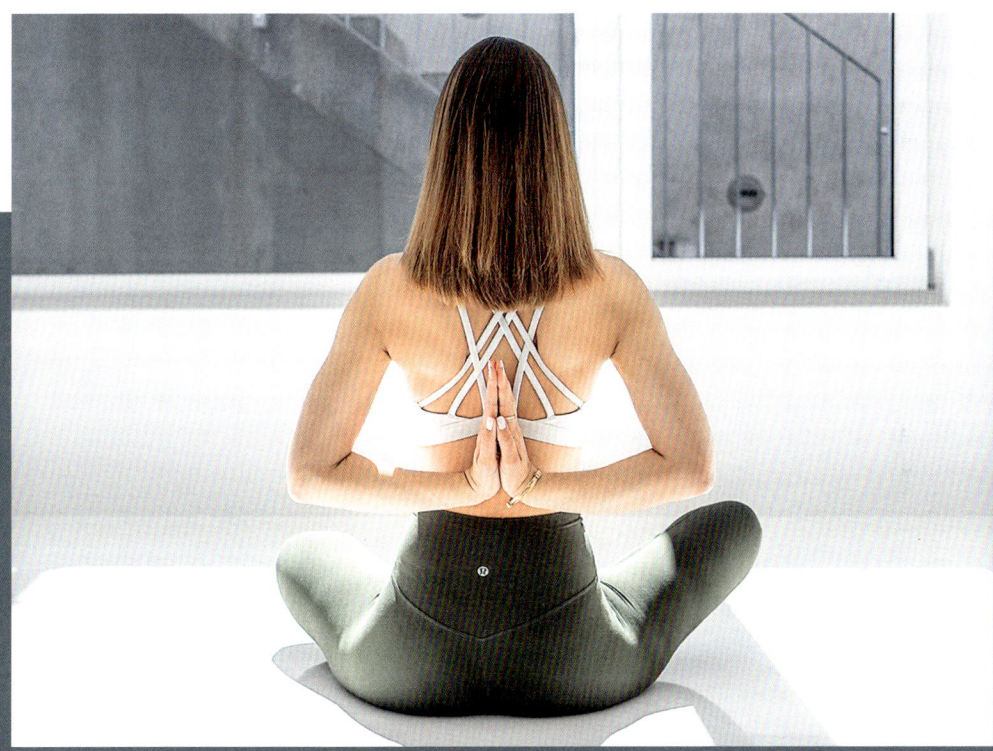

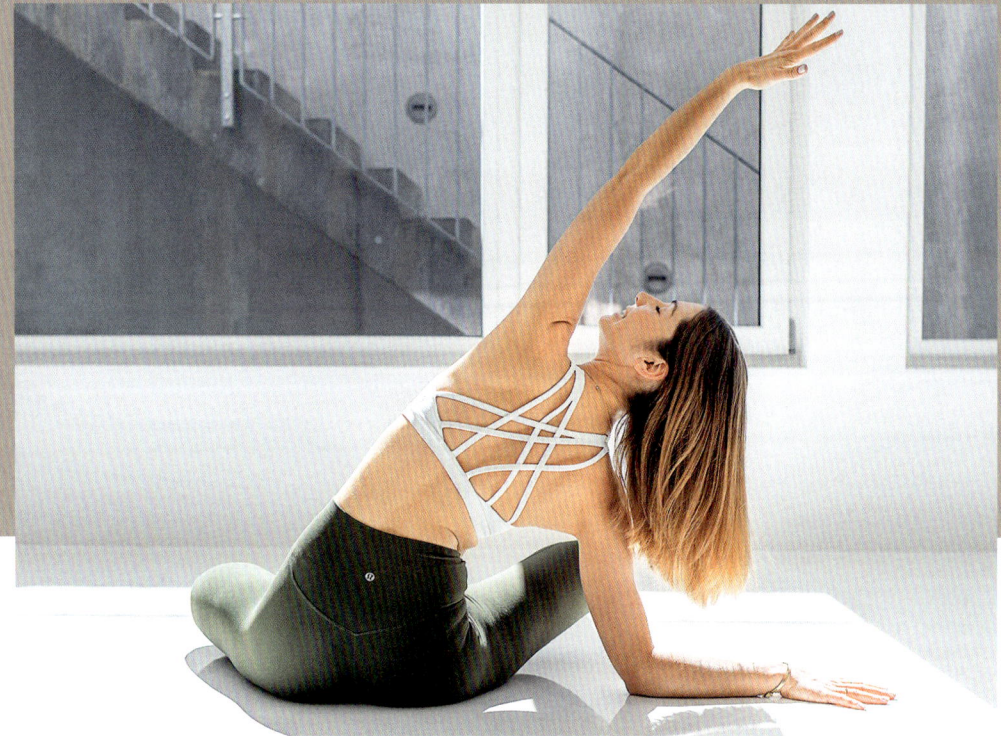

5. Bringe deinen rechten Unterarm neben dir zum Boden und strecke den anderen Arm lange über deinen Kopf, die Handfläche zeigt nach unten, der Rücken neigt sich mit zur Seite.

6. Spüre die Länge über die Seite bis in deine Fingerspitzen. Wichtig ist, dass deine Sitzbeinhöcker geerdet bleiben. Richte deinen Blick nach oben und versuche, deinen Brustkorb nach oben zu öffnen. Bleibe in der Position für drei Atemzüge. Schiebe dabei mit jeder Einatmung deinen rechten Unterarm kraftvoll gegen den Boden. Mit der Ausatmung lässt du diese Muskelkraft los und kannst etwas tiefer in die Dehnung sinken. Gleichzeitig kannst du versuchen, deinen Arm über dem Kopf weiter zu strecken und deinen Brustkorb weiter nach oben zu öffnen.

7. Mit der nächsten Einatmung richtest du dich wieder auf, mit der Ausatmung lehnst du dich zur anderen Seite. Bleibe auch hier für drei Atemzüge.

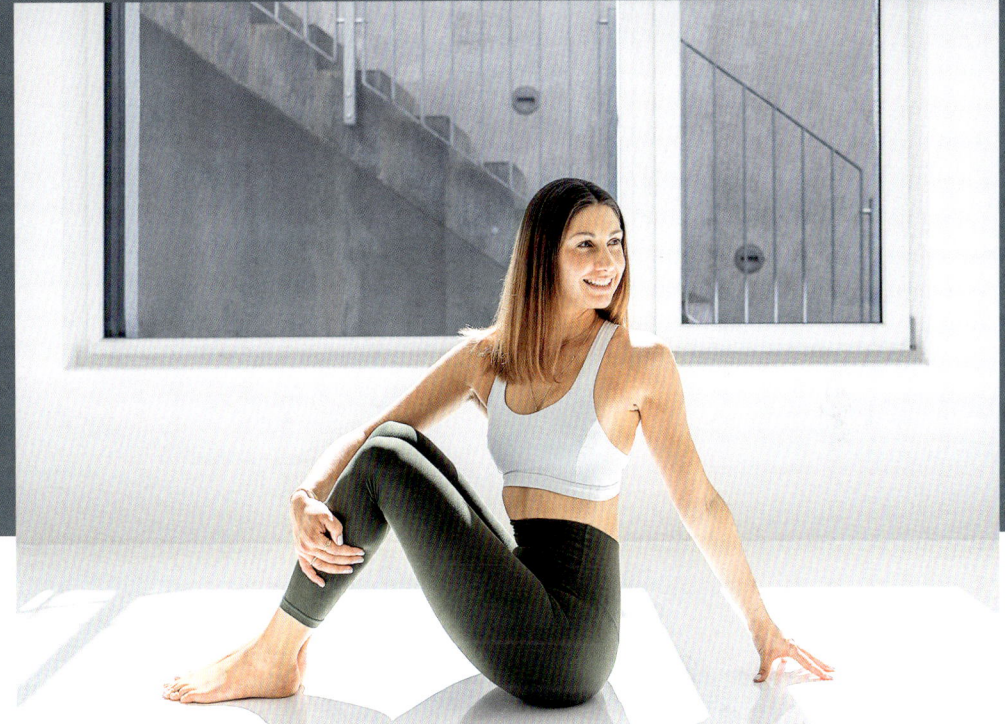

8. Strecke deine Beine im Sitzen komplett nach vorne aus. Stelle dann deine Fußsohlen dorthin, wo deine Kniekehlen eben noch waren. Mit der Einatmung richtest du deine Wirbelsäule auf. Senke deine Schultern nach unten und hebe dein Brustbein an.

9. Mit der Ausatmung umarmst du mit dem rechten Arm deine Beine und drehst dich zur Seite. Bringe deinen linken Arm gestreckt hinter dich und nutze deine Armkraft, um dich weiter in die Drehung zu bringen. Blicke über die Schulter nach hinten, damit auch deine Halswirbelsäule in die Rotationsbewegung integriert wird.

10. Mit der Einatmung schaffst du Länge in deiner Wirbelsäule. Mit der Ausatmung drehst du dich weiter nach hinten. Spanne mit der Einatmung alle Muskeln an und löse mit deiner Ausatmung in eine Steigerung der Drehung nach hinten auf. Die Muskelanspannung schafft muskulär-faszial neuen Raum für eine Steigerung der Drehung nach hinten. Mache diesen Wechsel auf dieser Seite für drei Atemzüge und wechsle dann zur anderen Seite. Wiederhole die Übung pro Seite dreimal.

~~~~~~~~~~~~~

*Wo viel Schatten
ist, muss viel Licht
verborgen sein.*

Laotse

~~~~~~~~~~~~~

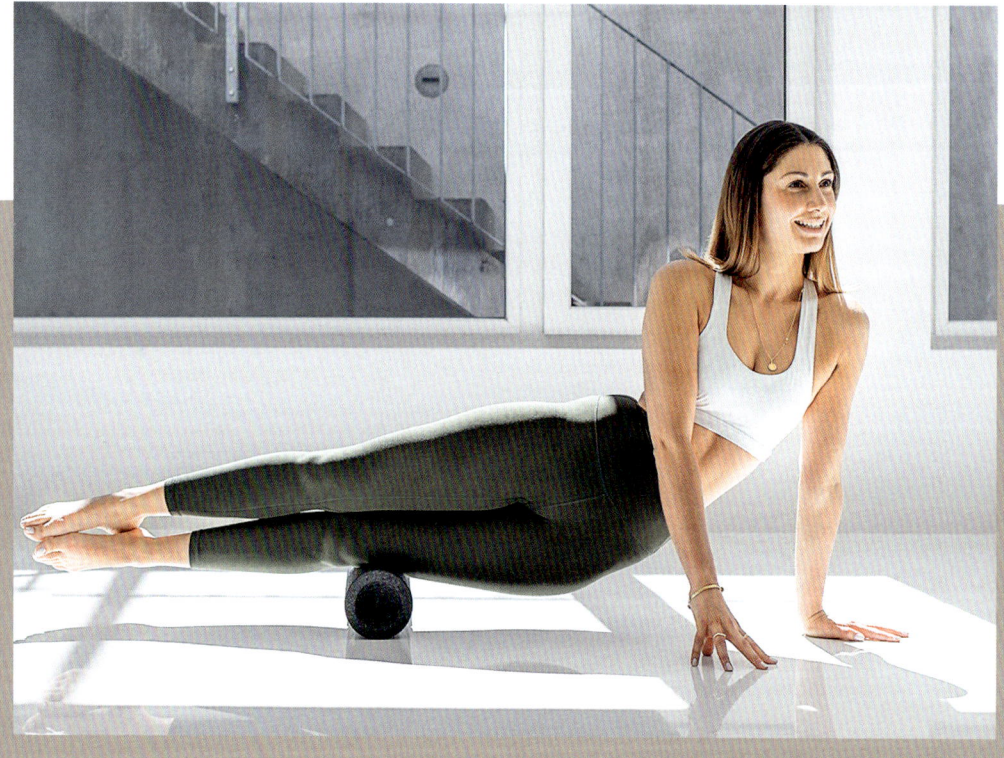

Morgens

Fokus auf Ausrollen der Beinaußenkanten – Mit dieser Routine wird dein Bindegewebe durchfeuchtet.

1. Zu Beginn liegst du auf einer Seite. Deine Arme sind auf Brusthöhe aufgestellt. Beide Beine liegen ausgestreckt übereinander. Platziere die fayo-Maxirolle so unter deinem unteren Knöchel, dass die rillenförmige Aussparung deinen Knöchel umschließt. Bringe Gewicht in deine Arme und hebe dich über den Einsatz deiner Armkraft nach oben, sodass du den Druck der Faszienrolle spüren kannst.

2. Schiebe dich in Zeitlupentempo weiter nach unten und spüre, wie sich die Faszienrolle entlang deines Beines in Richtung Knie bewegt. Bringe möglichst viel Druck auf die Rolle, um das Fasziengewebe bestmöglich zu durchfeuchten. Falls du eine Pause benötigst, weil die Armkraft nachlässt, setze dein Gesäß kurz auf der Matte ab, behalte jedoch den Druck auf der Rolle bei.

3. Schiebe die Rolle immer weiter Richtung Becken und lasse mit jeder Ausatmung los, entspanne die Muskulatur und sinke tief auf die Rolle. Diese Übung kann sehr intensiv sein, daher ist die Atmung hier entscheidend. Wiederhole diese Übung auf der anderen Seite.

Variation: Zu Beginn empfiehlt es sich, nicht beide Beine übereinanderzulegen, sondern das obere Bein mit der Fußsohle auf Kniehöhe vor dem Körper abzustellen. So reduziert sich das Körpergewicht auf der Rolle und somit auch die Intensität. Vorsicht, die Seiten der Oberschenkel können sehr empfindlich sein!

Abends

Fokus auf die Beinrückseiten – Hier werden deine Beinrückseiten ge-
öffnet und gedehnt, die Variation sorgt außerdem für die Dehnung
der tief liegenden Oberschenkelfaszie bis zum Gesäß.

1. Komme für die Öffnung und Dehnung der Beinrückseiten in einen aufrechten
Sitz. Strecke deine Beine lang nach vorne aus und platziere optional die fayo-
Maxirolle unter deinen Achillessehnen.

2. Mit der Einatmung richtest du dich gestreckt nach oben auf. Hebe das
Brustbein an und sinke mit den Schultern nach hinten und unten. Dein Kinn
verläuft parallel zum Boden. Kippe dein Becken so, dass deine Sitzbeinhöcker in
die Erde schieben, dein Schambein richtet sich nach oben auf. Spüre in dich
hinein, wie deine Körpermitte dadurch aktiviert wird.

3. Mit der Ausatmung beugst du dich langsam nach vorne in eine Vorbeuge,
deine Beine bleiben gestreckt und dein Rücken ist weiterhin gerade.

4. Sinke mit jeder Ausatmung tiefer in die Vorbeuge oder greife optional deine
Füße, die du dann zu dir heranziehen kannst. Mit jeder Einatmung hebt sich dein
Brustbein etwas und dein Rücken wird gerade.

5. Wiederhole diesen Wechsel für fünf tiefe Atemzüge. Nimm dir anschließend
die Zeit, dich kurz auf deinen Rücken zu legen und nachzuspüren. Nimm wahr, wie
sich deine Beine nach der Übung anfühlen.

Für die maximale Wirkung und Entspannung im Tiefengewebe spanne mit der Einatmung die Muskulatur
deiner Beine an und presse die Fersen gegen die Rolle. Mit der Ausatmung genießt du die Entspannung und
sinkst mit deinem Rumpf tiefer.

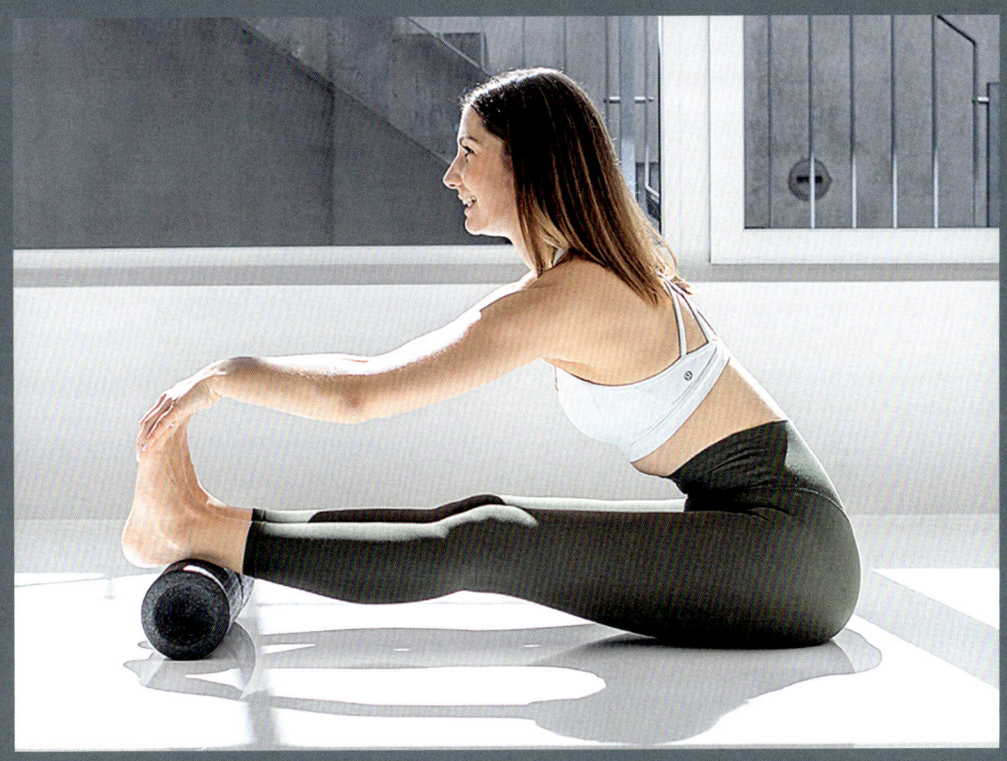

6. Setze dich für die Vorbeugenvariation aufrecht auf deine Matte. Deine Beine sind weiterhin vor dir ausgestreckt. Platziere die Faszienrolle nun unter deinen Kniekehlen. Verbinde dich über die Sitzbeinhöcker mit der Erde und schiebe dein Steißbein weit nach hinten in Richtung des Bodens.

7. Mit der Einatmung hebst du deinen Brustkorb etwas an und spürst die Weite zwischen deinen Rippen.

8. Mit der Ausatmung sinkst du mit deinem Oberkörper tief in Richtung deiner Beine. Optimal ist es, wenn du deinen Bauch auf den Oberschenkeln ablegen kannst und auch dein Kopf ganz locker und ohne Anstrengung auf deinen Knien liegt.

9. Bleibe in dieser vorgebeugten Position für zehn Atemzüge. Dabei presst du mit jeder Einatmung deine Kniekehlen fest gegen die Faszienrolle, mit jeder Ausatmung kannst du noch besser loslassen. Beobachte deine Atmung und finde Ruhe und Gelassenheit.

Umfasse bei der Vorbeuge deine Füße mit beiden Händen, das erzeugt zusätzliche Spannung bei der Einatmung.

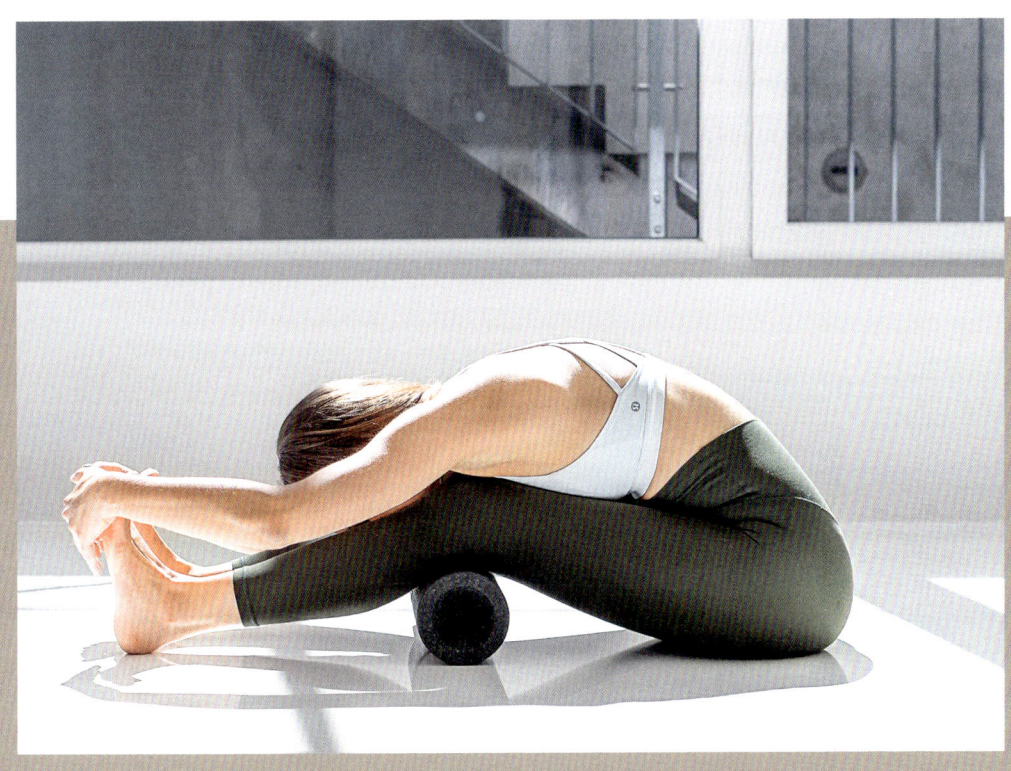

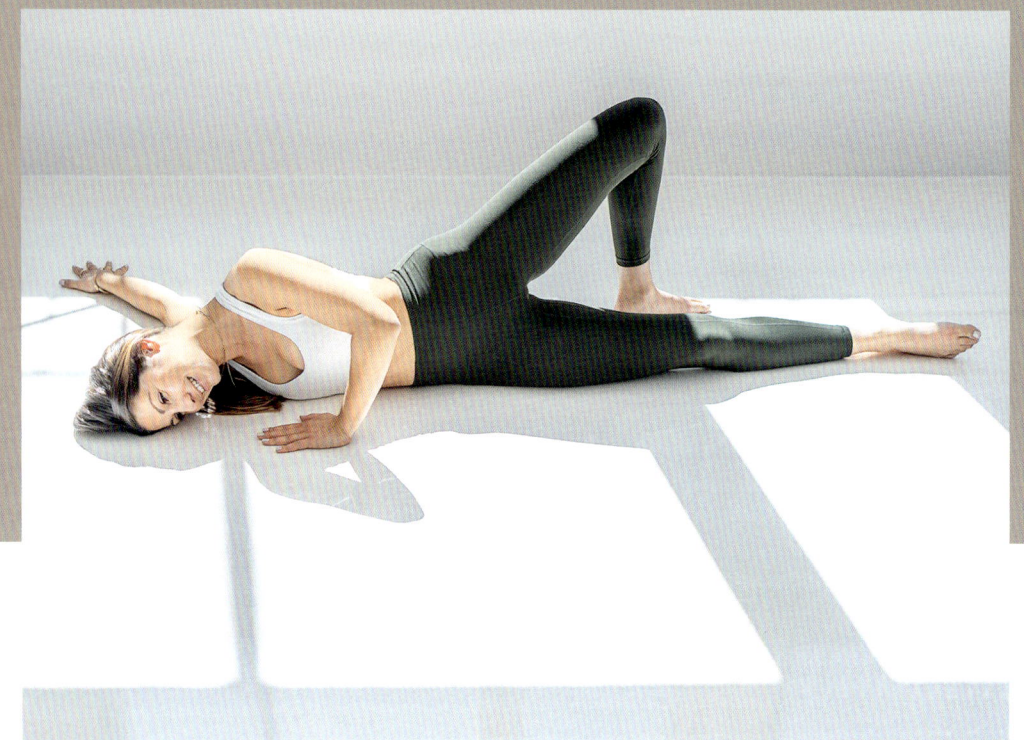

Morgens

Fokus auf Schultergelenke, Erdung und Oberschenkel.

1. Lege dich flach auf den Bauch, dein Kopf liegt auf der rechten Seite. Stelle deine linke Handfläche auf Brusthöhe neben dir ab. Dein rechter Arm liegt von dir weggestreckt nach hinten, die Handfläche zeigt nach unten.

2. Spüre beide Arme bis in die Fingerspitzen und aktiviere diese bewusst, indem du sie sanft in die Erde drückst. Achte darauf, dass dein rechter Arm gestreckt bleibt und du gleichzeitig versuchst, deine Armbeuge in Richtung des Bodens zu drehen.

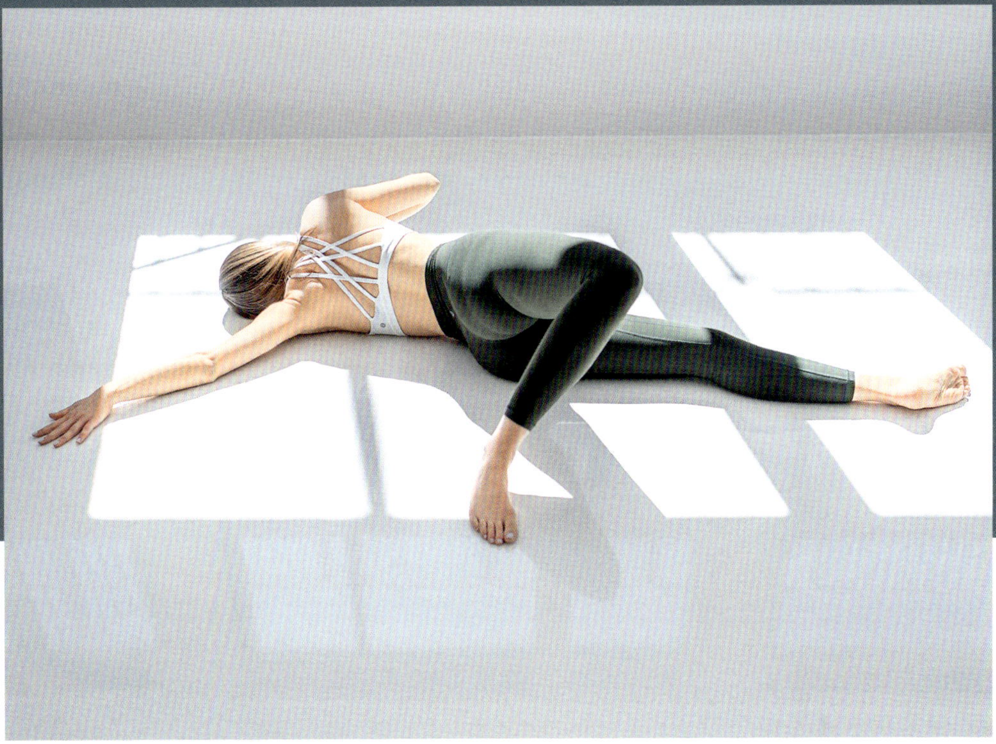

3. Bringe nun die Aufmerksamkeit in deine linke Handfläche. Nutze die Kraft in deinem linken Arm, um dich mit der Handfläche gegen den Boden zu drücken, sodass sich die linke Schulter immer weiter vom Boden hebt. Rechtes Schulter-gelenk und Kopf bleiben fest am Boden.

4. Versuche deine rechte Schulter immer weiter in die Erde zu schieben und spüre dabei die Dehnung im großen Brustmuskel vorne. Hebe das linke Bein in die Luft und führe es langsam hinter dich. Stelle optional deinen linken Fuß hinter dir ab.

5. Drehe dich immer weiter zur Seite für die Steigerung der Dehnung. Spanne mit jeder Einatmung die Armmuskulatur des gestreckten Armes inklusive der Hand-fläche an und schiebe voller Kraft gegen den Boden. Mit der Ausatmung lässt du los und bewegst dich tiefer in die Dehnung. Mache diesen Wechsel für fünf Atemzüge und wiederhole die ganze Übung auf der anderen Seite.

6. Bleibe für diese Übung in der Bauchlage und verbinde dich gedanklich mit der Erde. Lege dafür deine Arme links und rechts neben dir ab und drehe deinen Kopf auf eine Seite deiner Wahl. Mache dir bewusst, dass du ein Teil dieser Erde bist, und lasse mit jeder Ausatmung los. Nimm dir Zeit für drei tiefe Atemzüge.

7. Gib nun dein Gewicht nach und nach an die Erde ab und spüre Entspannung und Leichtigkeit. Habe Vertrauen, dass dich diese Erde tragen wird. Nimm dir dabei vor, respektvoll mit der Erde umzugehen und jeden Tag etwas für das Wohl aller zurückzugeben.

8. Lege anschließend deine Stirn auf der Matte ab und schiebe dabei die Schultern weit nach hinten unten. Spüre die Länge in deiner Halswirbelsäule. Atme tief ein und spüre deinen Brustkorb auf der Matte.

9. Mit der Ausatmung bringst du beide Fersen in Richtung deines Gesäßes, und zwar so weit, wie es eben für dich machbar ist.

10. Mit der nächsten Einatmung greifst du, wenn möglich, mit deinen Händen über deine Fußrücken und kannst dir so dabei helfen, bei der Ausatmung die Fersen näher an dein Gesäß zu bringen.

11. Mit deiner nächsten Einatmung schiebst du deine Leisten kraftvoll gegen den Boden und solltest eine Dehnung in deinen Oberschenkeln wahrnehmen. Mit der Ausatmung versuchst du diese Dehnung ein wenig zu steigern und Länge zu gewinnen.

12. Für die nächsten beiden Atemzüge spannst du deine Bein- und Gesäß-muskulatur kraftvoll an und entspannst mit der Ausatmung in eine intensiv spürbare Dehnung.

→

Diese Übung zeigt den ganzheitlichen Ansatz von Yoga: Es geht nicht nur um
Bewegung, sondern auch um Vertrauen und Wertschätzung.

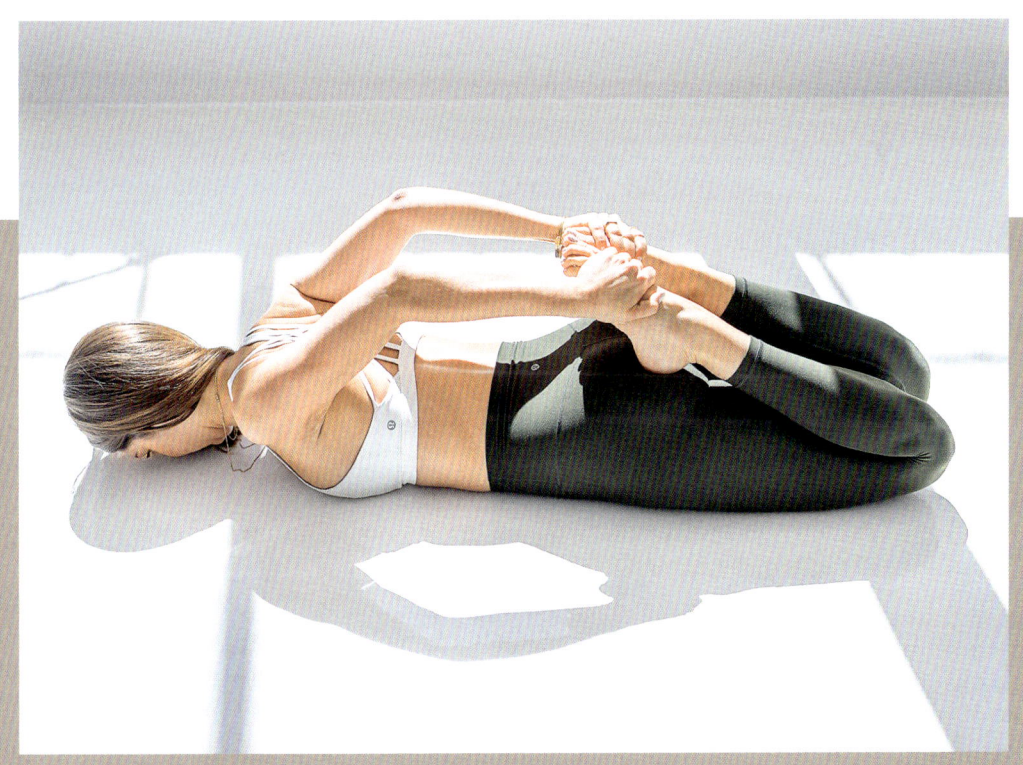

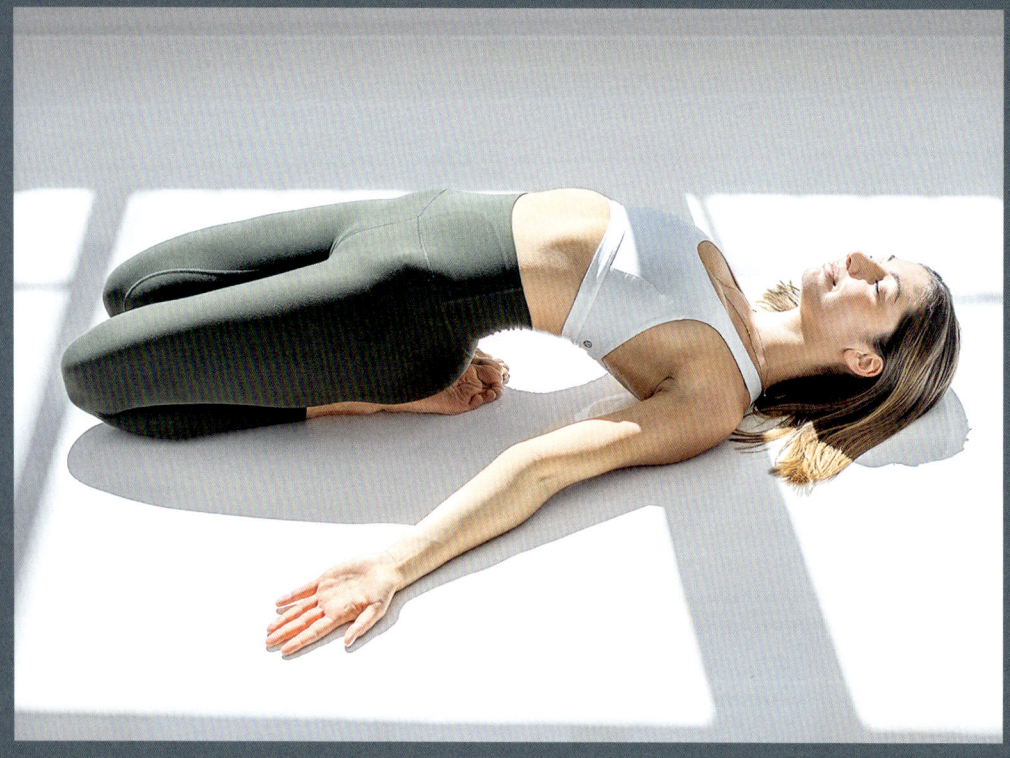

13. Für Fortgeschrittene: Mit etwas Übung und Geduld kannst du dich anschließend über einen Fersensitz langsam nach hinten ablegen, deine Schultern berühren dann den Boden. Dein mittlerer und unterer Rücken bildet dabei ein Hohlkreuz. Lege deine Arme zur Seite ab, die Handflächen zeigen nach oben. Versuche dabei, deine Fersen auseinanderzuhalten, also nicht nach außen zu kippen, um gleichzeitig deine Fußrücken zu dehnen.

14. Auch hier brauchen wir den kräftigenden Impuls über eine Anspannung der Beinmuskulatur und des Gesäßes mit der Einatmung. Hebe deinen Körper dafür mit der Einatmung leicht nach oben an, löse das Gesäß von den Fersen und schiebe deine Leisten weit nach oben. Sinke anschließend mit der Ausatmung wieder tief in die Ausgangsposition hinein. Wiederhole dieses Heben und Senken für drei tiefe Atemzüge.

Mache diese Abschlussübung nur, wenn es sich für dich gut anfühlt. Solltest du Schmerzen empfinden oder merken, dass dein Körper überdehnt wird, bist du noch nicht so weit.

Abends

*Fokus auf Rücken und Entspannung – In diesen zwei Übungen
erzielst du mit der Faszienrolle eine tiefenentspannende Wirkung auf
deine Rückenmuskulatur.*

1. Platziere die fayo-Maxirolle so, dass du dich auf ihr absetzen kannst. Deine Beine sind angewinkelt. Finde nun die Mitte der Rolle, indem du sie so unter dir verschiebst, dass die Rille genau die Region deines Steißbeins ausspart.

2. Bringe nun viel Gewicht auf die Rolle und arbeite mit deiner Bauchmuskulatur, um den Druck auf die Rolle zu verstärken. Dafür kannst du deine Arme angewinkelt unter deinen Schultern platzieren, die Finger zeigen in Richtung deiner Füße.

3. Im Zeitlupentempo rundest du langsam deinen Rücken, sodass du dich immer flacher werdend, die Wirbelsäule aussparend, mit deinem gesamten Körpergewicht gegen die Rolle lehnen kannst. Je paralleler dein Rumpf zum Boden verläuft, desto besser. Dabei verschiebt sich die Rolle ganz langsam immer weiter nach oben in Richtung deiner Schulterblätter.

4. Atme bewusst und tief ein. Mit jeder Ausatmung kannst du dich kraftvoller gegen die Maxirolle lehnen und dabei loslassen.

5. Rolle langsam und bewusst über den gesamten Rücken, über die Schulterblätter bis zum Hals und genieße diese Rückenmassage. Bei Bedarf kannst du die beschriebene Rolllinie zwei- bis dreimal wiederholen. Höre dazu entspannende Musik, um richtig abzuschalten und den Moment für dich zu genießen.

Mit etwas Übung kannst du deine Arme bei dieser Übung entspannt auf deinem Bauch ablegen.

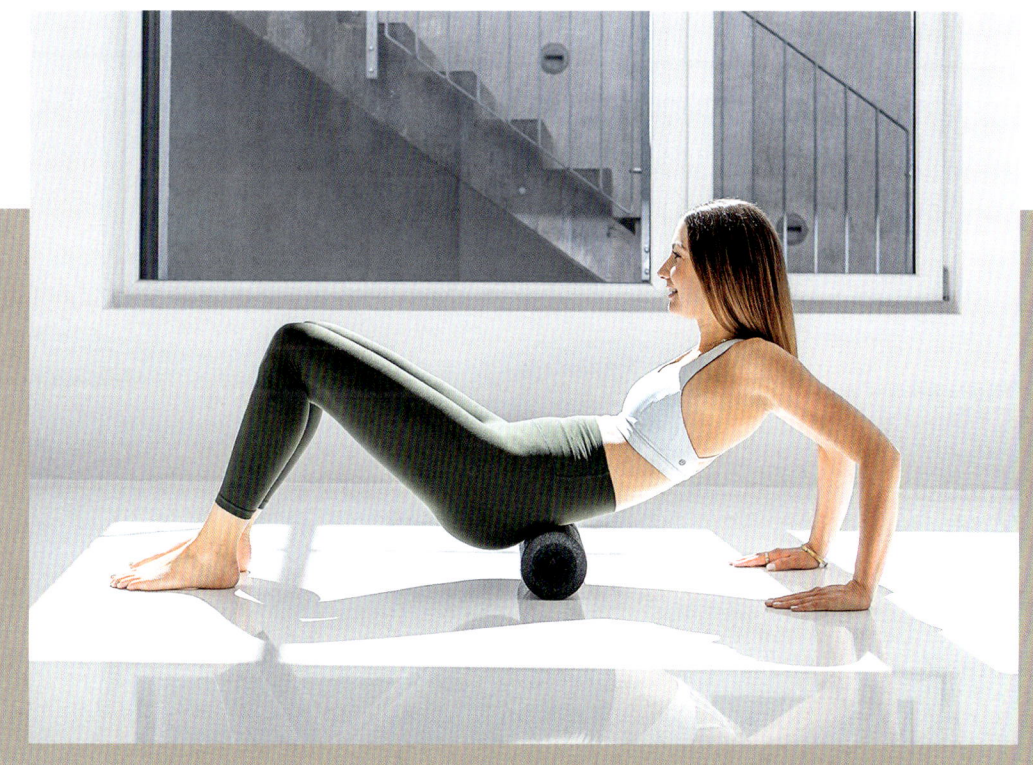

Eine Variation ist es, das Faszienrollen an eine Wand zu verlagern und im Stand zu üben. Wichtig ist dabei, möglichst viel Druck aufzubauen und sich mit Körpereinsatz gegen die Rolle zu lehnen. An der Wand sind besonders auch seitliche Winkel, etwas weiter links und rechts neben der Wirbelsäule, gut erreichbar.

6. Ausgehend von einem Stand mit gestreckten Beinen, gegebenenfalls auch auf den Zehenspitzen, beugst du langsam deine Beine und spürst, wie sich dadurch die Rolle an deinem Rücken langsam nach oben bewegt. Wiederhole dies immer wieder, bis du deinen Rücken vollständig abgerollt hast.

Durch diese spezielle Technik kannst du eine Entspannung verschiedener Gewebeschichten, Muskeln und Faszien erfahren. Spüre in dich hinein und löse spröde, unbewegliche und verspannte Bereiche deines Rückens auf.

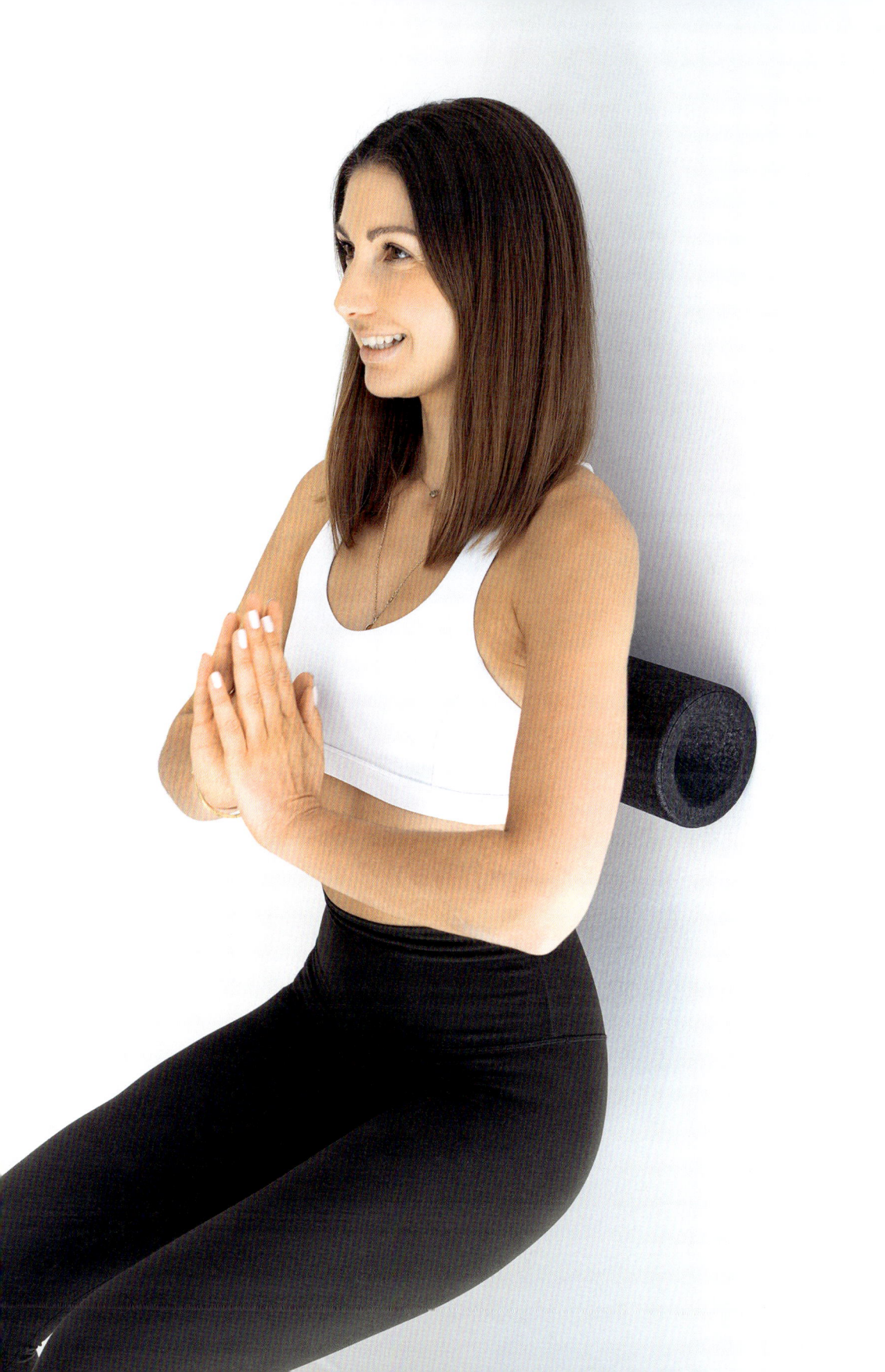

Vorsicht beim Lösen aus der Übung! Gehe dabei ganz vorsichtig und langsam vor. Nimm dir Zeit zum Nachspüren. Die seitlichen Halsstränge werden oft auch als „Migränestränge" bezeichnet. Hierbei können sich tiefe und auch emotionale Spannungen lösen.

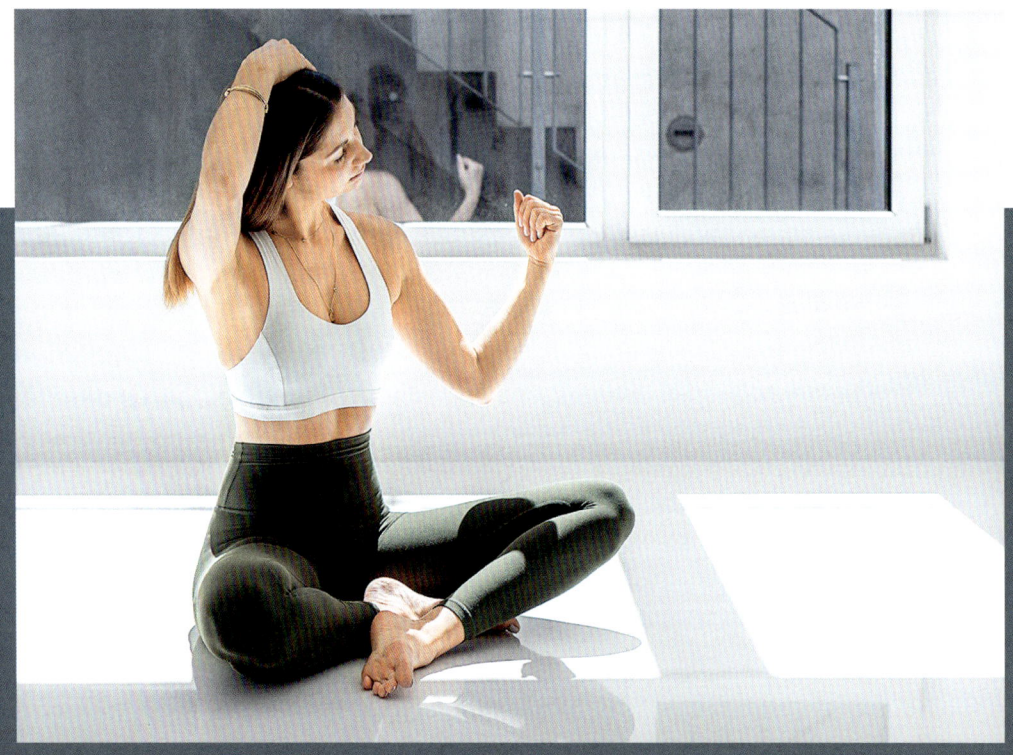

Morgens

Fokus auf die Kopfwender und die Halswirbelsäule – Bei der seitlichen Kopfwenderübung und auch bei der Halsdehnung werden schmerzhafte Verspannungen im Nacken gelöst.

1. Komme in einen Schneidersitz oder finde alternativ eine andere Sitzposition, in der du gut aufrecht sitzen kannst. Erde deine Sitzbeinhöcker und kippe dein Becken so, dass dein Steißbein in Richtung des Bodens sinken kann.

2. Spüre deine kraftvolle Körpermitte und ziehe mit der Ausatmung sanft den Nabel nach innen. Schaffe Raum zwischen deinen Rippen und atme tief ein. Spüre die Länge in deiner Wirbelsäule bis nach oben zum Scheitelpunkt deines Kopfes. Dein Brustbein ist angehoben, deine Schultern rollen nach hinten und unten.

3. Winkle deinen linken Arm vor dir an und mache mit der Hand eine Faust. Die Faust soll Kraft in deine Arme bringen und die linke Schulter noch bewusster tief nach unten ziehen. Dein linker Ellenbogen zeigt zur linken Kniespitze (diagonal nach vorne, wenn du im Schneidersitz sitzt).

4. Drehe nun deinen Kopf nach links, sodass deine Nasenspitze in die Richtung deines Knies und angewinkelten Ellenbogens zeigt. Greife dann mit deinem rechten Arm über deinen Kopf und lege die Handfläche seitlich an den Hinterkopf unter das linke Ohr. Schaffe mit der Einatmung Länge in der Wirbelsäule, hebe das Brustbein an und neige dann deinen Kopf diagonal nach rechts unten. Dein Scheitel zeigt in die gleiche Richtung wie dein rechtes Knie.

5. Atme tief in deinen Brustkorb ein und spanne deinen Kopf gegen die linke Hand, als würdest du ihn heben wollen. Mit der Ausatmung sinkst du tiefer in die Dehnung, ohne dass dein oberer Rücken sich rundet. Spüre die tief liegenden und meist verspannten seitlichen Halsstränge. Wiederhole diese Abfolge für fünf tiefe Atemzüge, wechsle dann zur anderen Seite.

6. Die Übung für die seitlichen Kopfwender kann auch im Stand durchgeführt werden. Stelle dich für diese Variation mit der linken Seite an eine Wand. Nimm die fayo-Kugelrolle zur Hand und platziere sie zwischen deiner Halswirbelsäule und der Wand.

7. Stelle dich leicht schräg, sodass du dich gut gegen die Rolle lehnen kannst und deine linke Schulter ebenfalls an der Wand lehnt. Lasse den linken Arm ganz entspannt hängen.

8. Greife nun mit deinem rechten Arm über den Kopf und platziere die Handfläche so auf deinem Kopf, dass du diesen mithilfe eines sanften Drucks durch die Hand nach rechts neigen kannst und die Dehnung seitlich im Hals spürst. Dabei presst du seitlich gegen die Kugelrolle.

9. Spanne mit der Einatmung so mit deinem Kopf gegen die rechte Handfläche, dass du die Halsmuskulatur spürst. Löse diese Spannung dann mit der Ausatmung und versuche tiefer in die Dehnung zu kommen. Wiederhole dies auf dieser Seite für fünf tiefe Atemzüge und wechsle dann zur anderen Seite.

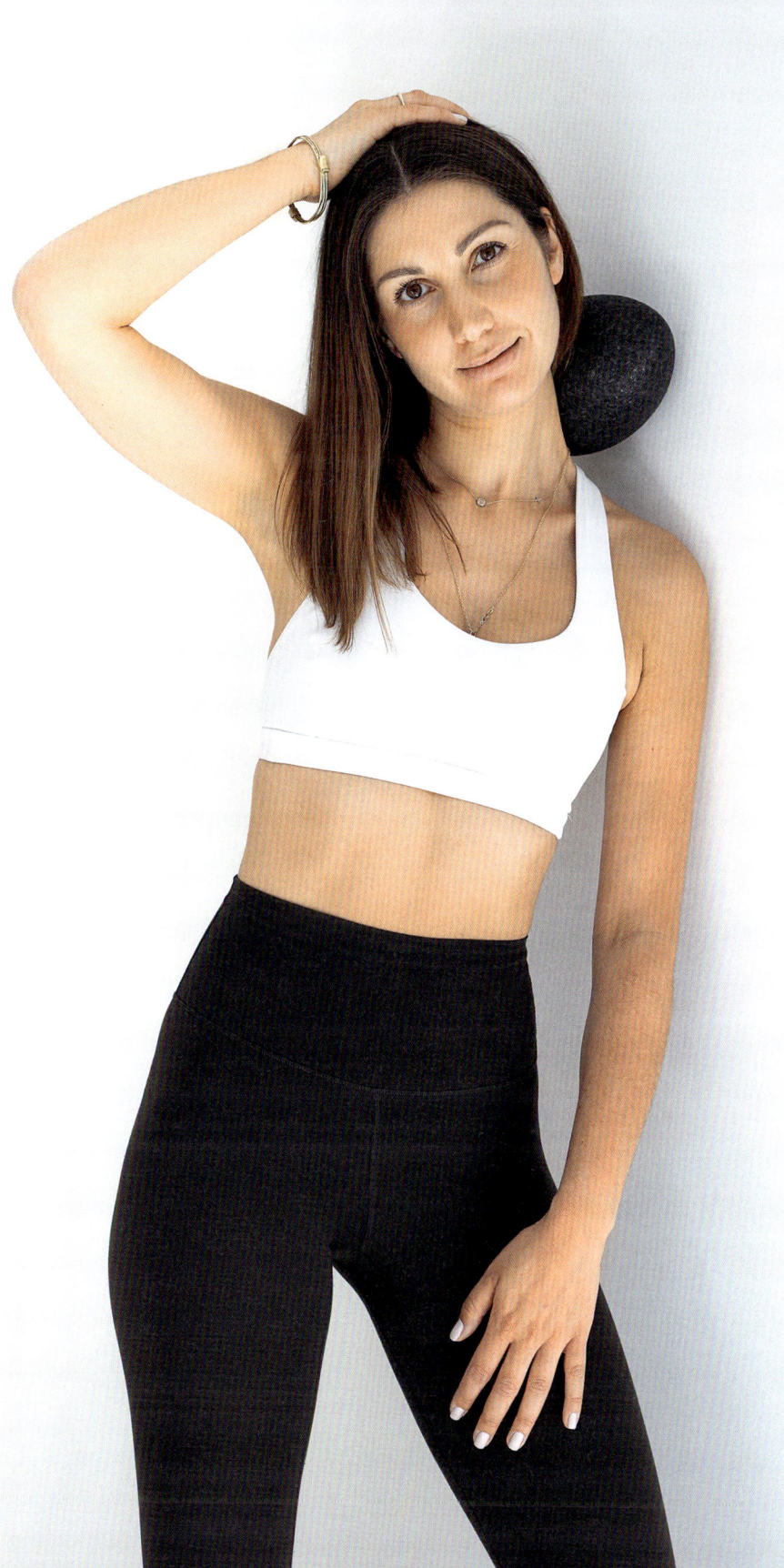

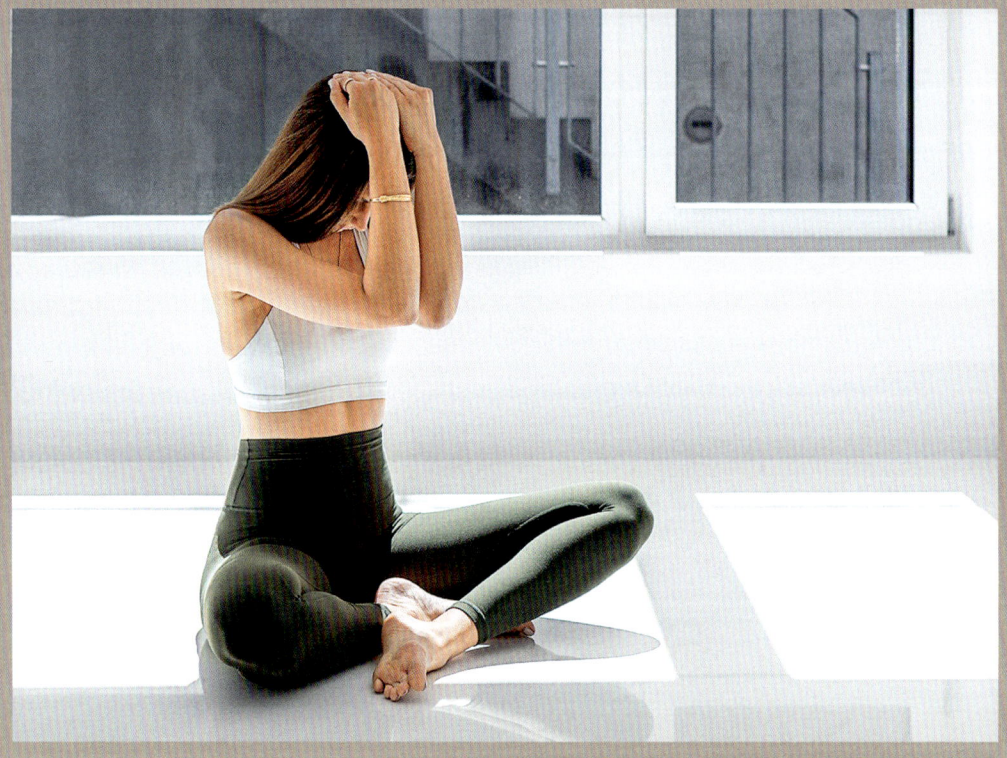

10. Die Grundposition für diese Übung ist wieder der Schneidersitz oder eine andere Sitzposition, deine Sitzbeinhöcker sind geerdet. Wichtig ist, dass dein oberer Rücken schön aufrecht bleibt und du dein Brustbein anhebst.

11. Schiebe dein Kinn zurück, als wolltest du deine Halswirbelsäule nach hinten schieben. Senke dann dein Kinn weiter in Richtung Brustbein nach unten ab. Dein Kiefer bleibt dabei die ganze Übung über schön entspannt.

12. Greife nun mit beiden Handflächen an deinen Hinterkopf, sodass deine Fingerspitzen nach hinten zeigen. Die Ellenbogen zeigen nach vorne und liegen vor deiner Brust aneinander. Bringe deinen Kopf durch ganz sanften Druck der Hände weiter in die Dehnung.

13. Hebe nun mit der Einatmung dein Brustbein nach oben an und ziehe deine Schultern weit nach hinten und unten. Halte deinen Kopf dabei in der Position, wo er ist. Mit der Ausatmung sinkst du wieder tief in die Dehnung zurück, ohne dass dein Rücken sich dabei rundet. Wiederhole diese Übung für fünf tiefe Atemzüge. Löse dich anschließend ganz langsam, Wirbel für Wirbel, aus dieser Haltung, komme zurück in die aufrechte Ausgangsposition und spüre nach.

Deine Halswirbelsäule ist superempfindlich. Achte daher darauf, keine ruckartigen Bewegungen zu machen. Gehe sanft und geduldig mit ihr um.

Abends

Fokus auf Handgelenke, Hüftbeuger und Schulter – Bei dieser Übungsreihe werden deine Handgelenke, Arme, Hüftbeuger und Schultern gedehnt.

1. Komme in einen Vierfüßlerstand und richte dich so aus, dass deine Hände unter deinen Schultern auf dem Boden abliegen und deine Knie hüftweit geöffnet sind. Lege deinen Fußspann entspannt auf dem Boden ab. Dein Rücken ist in einer neutralen Position, von der Seite betrachtet schön gerade.

2. Stabilisiere deine Körpermitte und aktiviere die Bauchmuskulatur. Drehe beide Hände gleichzeitig so herum, dass die Fingerspitzen in Richtung deiner Knie-scheiben zeigen. Die Hände sind weiterhin unter deinen Schultern positioniert.

3. Deine Handflächen sind vollständig mit dem Boden verbunden und schieben so kraftvoll nach unten, dass sich deine Arme automatisch strecken. Deine Schultern ziehen weit weg von den Ohren in Richtung Gesäß und dein Rücken ist immer noch in einer geraden Ausrichtung.

4. Atme tief in deine Rippenbögen ein und senke dann mit der Ausatmung dein Gesäß in Richtung deiner Fersen ab, sodass du immer noch deine Arme gestreckt halten kannst. Schiebe deine Handballen kraftvoll in die Erde und ziehe deine Schultern weit weg von deinen Ohren. Spüre die Dehnung vom Schultergelenk bis in deine Fingerspitzen. Die Überstreckung des Handgelenks fühlt sich zunächst ungewohnt an, mit ein paar wenigen Atemzügen wird es besser und gleichzeitig intensiver.

5. Presse mit der Einatmung alle zehn Fingerspitzen gleichzeitig gegen den Boden. Mit der Ausatmung löst du die Anspannung auf und kannst dadurch weiter mit deinem Gesäß in Richtung deiner Fersen nach hinten sinken. Wiederhole dies für fünf tiefe Atemzüge und löse dich anschließend ganz langsam aus der Dehnung zum Nachspüren.

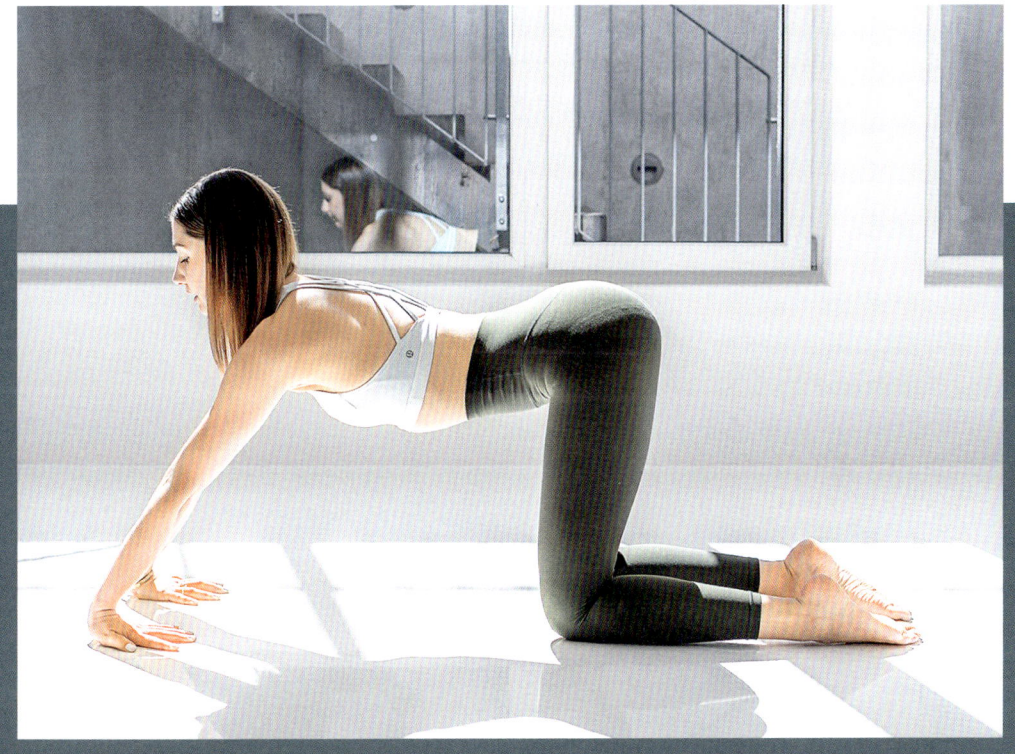

6. Die Ausgangsposition für diese Übung ist dieselbe wie zuvor: Ein Vierfüßler-stand mit geradem Rücken, die Schultern ziehen von den Ohren weg in Richtung Gesäß. Platziere von hier aus deine Hände etwas weiter vorne auf der Matte und richte für mehr Stabilität gerne deine Fingerspitzen leicht nach außen.

7. Schaffe mit der Einatmung Länge in deiner Wirbelsäule. Sinke dann beim Ausatmen mit den Leisten in Richtung Boden. Dabei richtest du deinen oberen Rücken möglichst senkrecht nach oben auf und schiebst den Scheitelpunkt deines Kopfes über deine Armkraft weit nach oben. Achte darauf, dass deine Leisten kurz über dem Boden schweben, also nicht aufliegen, und deine Arme vollständig gestreckt sind. Die Schultern ziehen weiterhin von den Ohren weg nach unten.

8. Winkle nun das linke Bein zur Seite an und bringe die Innenkante des linken Knies auf Höhe des Beckens. Das Knie liegt dabei auf dem Boden auf, deine Leisten schweben aber weiterhin über dem Boden.

9. Strecke das rechte Bein nach hinten in die Länge und lege dabei den Fußspann entspannt auf dem Boden ab. Spüre die intensive Dehnung über dem linken Hüftbeuger.

10. Atme nun tief ein und hebe deinen Scheitel weiter nach oben an. Spanne dabei mit dem rechten Bein gegen den Boden. Löse bei der Ausatmung die Muskelkraft und sinke tiefer in die Dehnung, was du im Bereich der rechten Leiste spüren solltest. Wiederhole diese Abfolge für drei tiefe Atemzüge, wechsle dann zur anderen Seite.

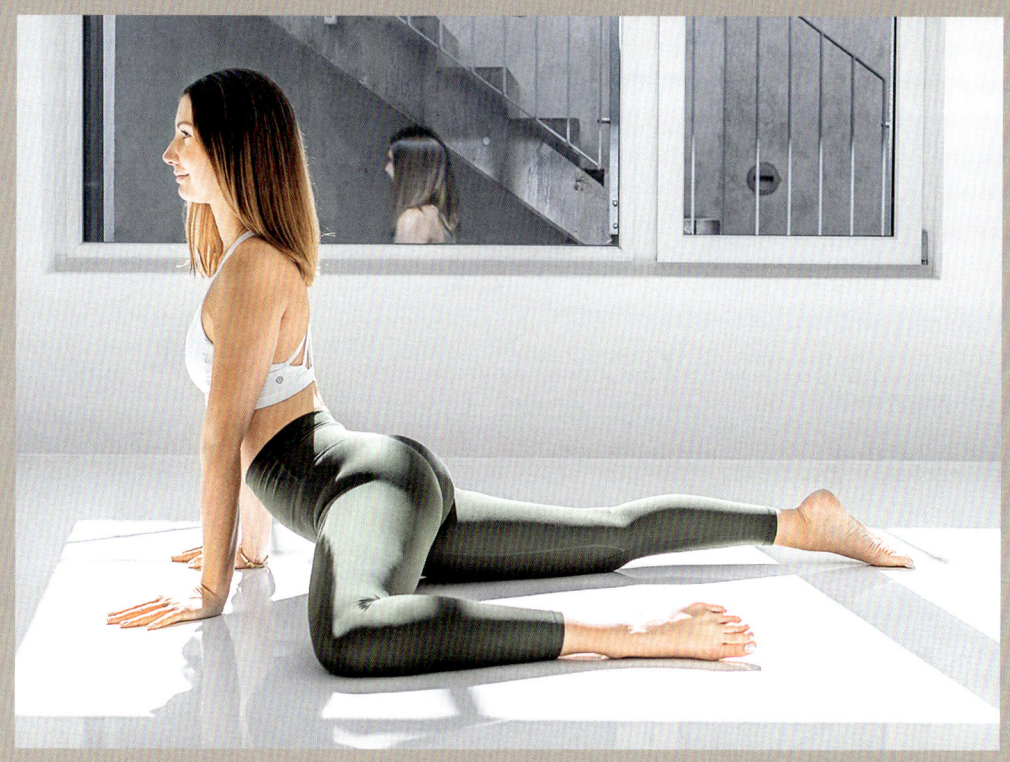

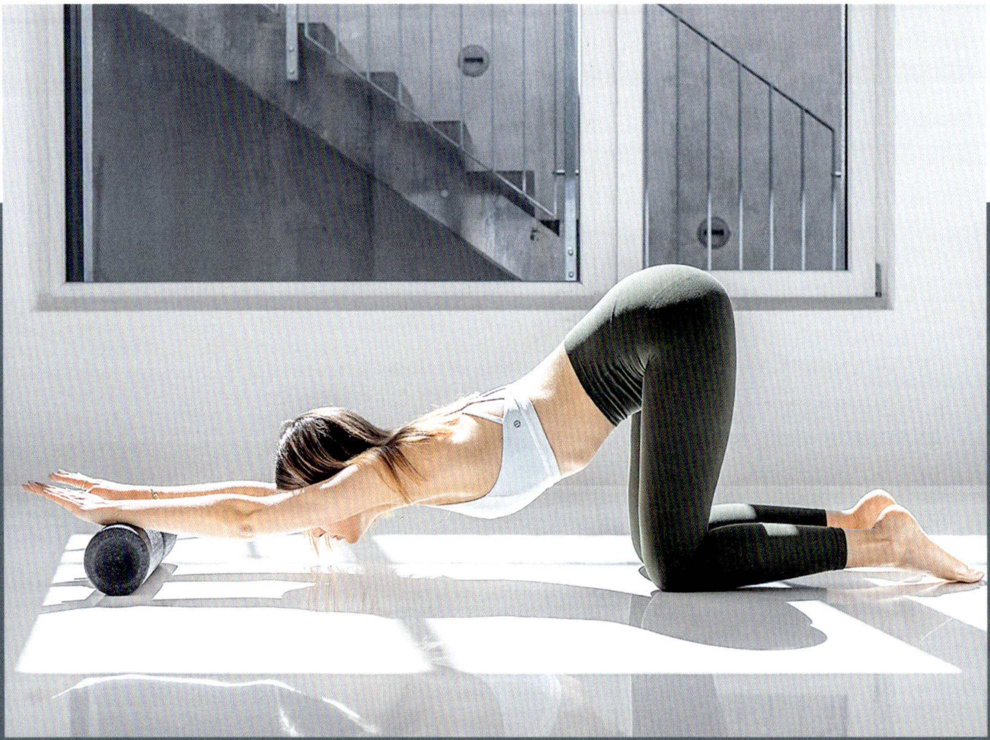

11. Lege die fayo-Maxirolle weit vor dir, am Anfang deiner Matte, ab. Komme erneut in den Vierfüßlerstand und richte dich wie bei den beiden ersten Übungen bewusst und gerade aus.

12. Komme anschließend mit deinen Armen und deinem Oberkörper nach vorne und lege deine Handflächen auf der Maxirolle vor dir ab. Sie sollen möglichst nah beieinanderliegen, deine Arme sind dabei maximal durchgestreckt.

13. Gehe mit deinen Knien so weit zurück, bis diese senkrecht zum Boden stehen. Alternativ kannst du auch mit der Rolle unter deinen Handflächen so weit nach vorne „rollen", bis deine Knie senkrecht zum Boden stehen. Wichtig ist in beiden Fällen, dass deine Arme weiterhin durchgestreckt bleiben und dein Brustbein in Richtung des Bodens nach unten sinkt.

14. Spüre dabei die Dehnung in deiner gesamten Armlänge und bis in deine Achselhöhlen hinein.

15. Spanne mit der Einatmung die Muskeln deiner Arme an, indem du die Handflächen kraftvoll gegen die Rolle in Richtung Boden presst. Mit der Ausatmung löst du diese Muskelanspannung wieder. Lasse dich gleichzeitig tiefer in die Dehnung sinken. Wiederhole diese Übung für fünf tiefe Atemzüge.

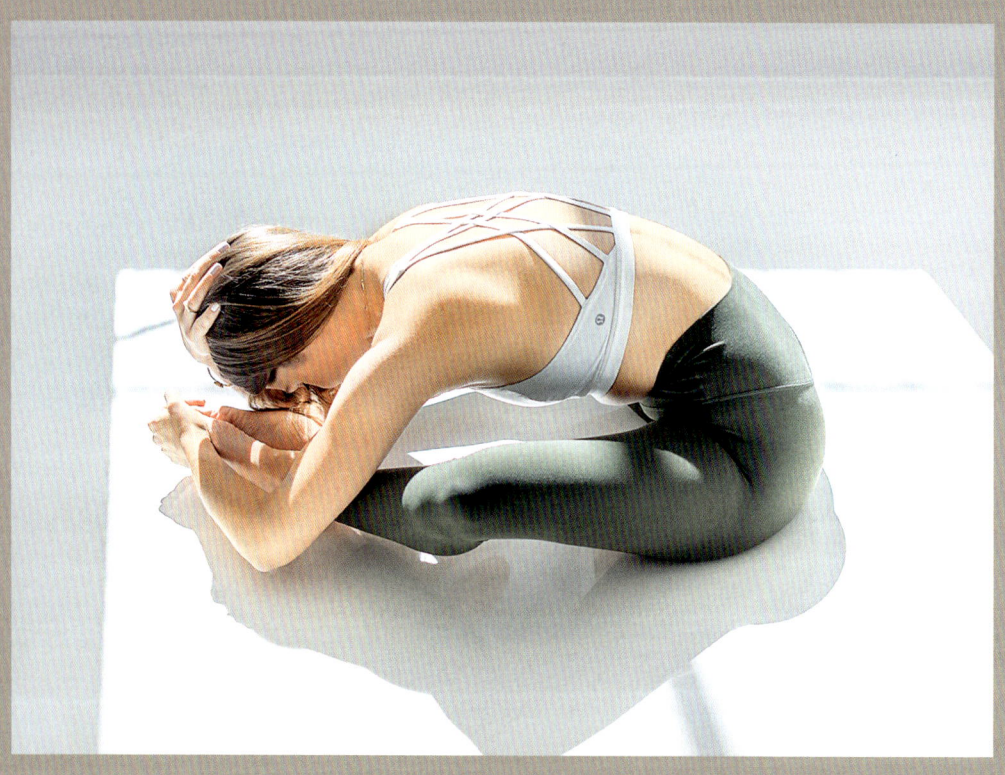

Morgens

Fokus auf Oberschenkelinnenseiten, Wirbelsäule, Schulteröffnung und Gesäß – Wirbelsäule und Schultern sind im Büroalltag oft die Leidtragenden. Durch diese Übungen werden die Bandscheiben entlastet und die Schultern nach hinten gedehnt.

1. Setze dich möglichst aufrecht auf den Boden, die Knie stehen vor dir auf. Strecke dann zunächst deine Beine gerade nach vorne aus. Halte deinen Rücken schön gerade.

2. Mit der Einatmung richtest du dich gestreckt nach oben auf. Hebe das Brustbein an und sinke mit den Schultern nach hinten und unten. Dein Kinn verläuft parallel zum Boden. Kippe dein Becken so, dass deine Sitzbeinhöcker in die Erde schieben, dein Schambein richtet sich nach oben auf. Spüre in dich hinein, wie deine Körpermitte dadurch aktiviert wird.

3. Bringe mit der Ausatmung deine Fußsohlen vor dir aneinander, dabei öffnen sich deine Knie automatisch nach links und rechts, sodass eine Raute entsteht. Deine Fußaußenkanten liegen dabei fest auf dem Boden auf. Dein Oberkörper sinkt tief nach vorne zu den Füßen. Du kannst diese mit den Händen umgreifen, wenn du magst.

4. Mit der Einatmung kommt dein Oberkörper nach oben, deine Arme strecken sich durch. Achte dabei darauf, dass dein Rücken gerade bleibt. Halte diese Spannung kurz und sinke mit der Ausatmung wieder zwischen deine Beine. Wiederhole diesen Wechsel für fünf tiefe Atemzüge.

5. Du bleibst weiterhin am Boden sitzen, dein Rücken ist aufgerichtet. Stelle deine Fußsohlen auf, sodass deine Knie nach oben gehen und angewinkelt sind. Platziere nun deine Handflächen schulterbreit geöffnet hinter dir. Dabei zeigen die Fingerspitzen gerade nach hinten, deine Hände liegen parallel zueinander auf dem Boden ab und deine Arme sind durchgestreckt.

6. Schaffe für die folgende Herzöffnung mit der Einatmung viel Raum im Brustkorb, dabei wandern deine Schulterblätter näher zusammen und deine Schultern öffnen sich nach hinten.

7. Finde mit der Ausatmung wieder in die Ausgangsposition zurück. Versuche bei dieser Übung dein Gesäß so zu positionieren, dass deine Arme absolut gestreckt bleiben können und dennoch eine Armlänge Abstand zwischen deinen Handflächen und deinem Gesäß besteht. Wiederhole die Übung für fünf tiefe Atemzüge.

Je weiter du den Abstand zwischen deinen Handflächen wählst, desto sanfter wird die Dehnung. Im Umkehrschluss ist die Übung anspruchsvoller, wenn deine Handflächen näher beieinanderliegen.

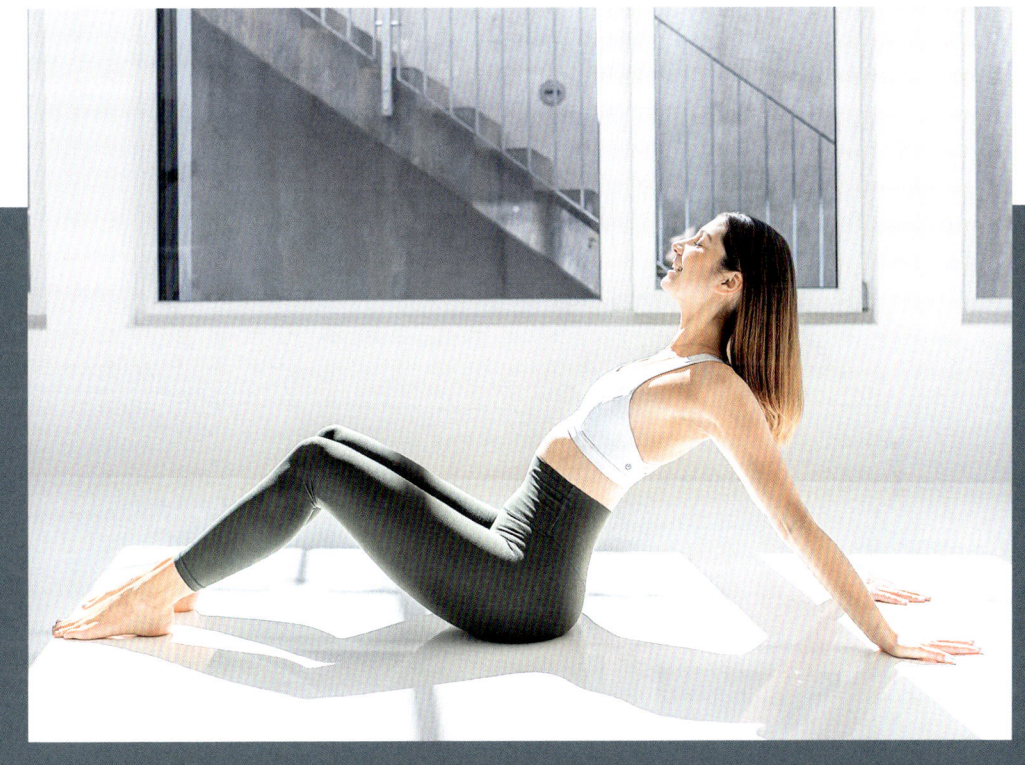

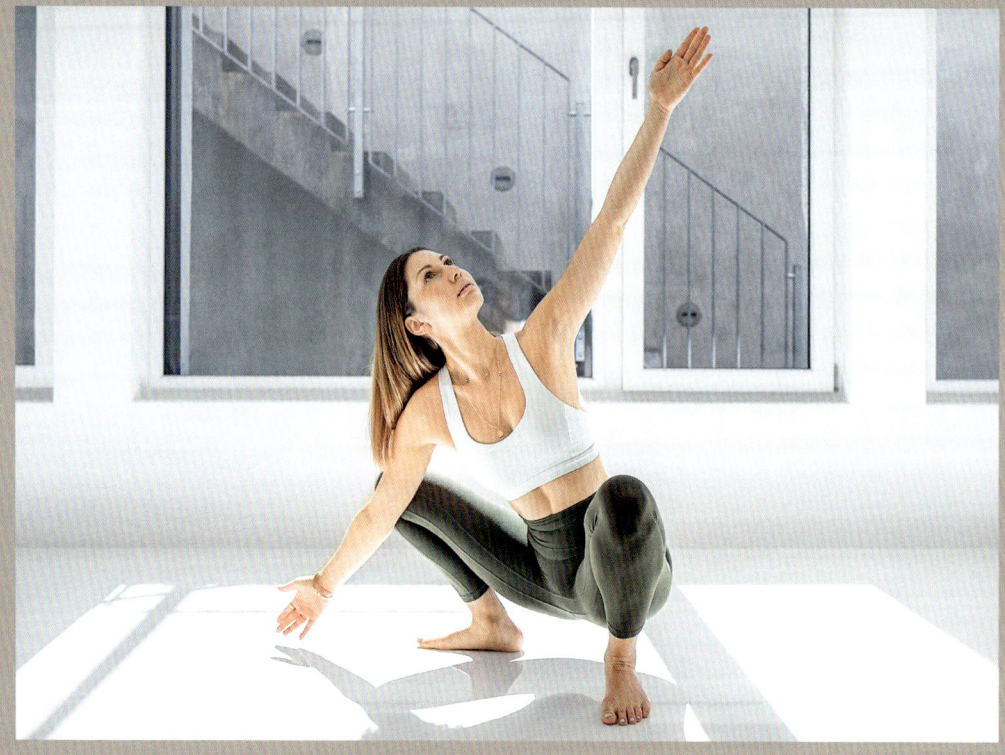

8. Komme nun in eine aufrechte Standposition. Platziere deine Füße etwa schulterbreit nebeneinander. Die Fußspitzen zeigen dabei leicht nach außen. Erde deine Fußsohlen und finde Stabilität in dieser Position.

9. Komme nun mit deinem Gesäß tief in eine Hocke, deine Knie öffnen sich dabei nach außen. Versuche dabei mit deinem Oberkörper schön kraftvoll und gestreckt zu bleiben und nicht nach vorne zu kippen.

10. Wenn du nun in der tiefen Hocke schwebst, bringe zunächst deine Hände in Gebetshaltung vor deinem Herz zusammen und presse mit deinen Ellenbogen gegen die Innenkanten deiner geöffneten Knie. Richte gleichzeitig deine Wirbelsäule auf und schiebe dich mit deiner Kopfkrone immer weiter nach oben.

11. Öffne nun die Arme in der Diagonalen: Eine Hand zeigt schräg Richtung Boden, die andere in den Himmel. Dein Blick folgt dabei der oberen Hand, wodurch sich dein Oberkörper öffnet. Spüre für einen Moment die Rotation und die Öffnung in deinen Schultern. Komme dann wieder in die Ausgangsposition zurück und wechsle zur anderen Seite. Wiederhole den Wechsel fünfmal.

Falls du die tiefe Hocke nicht einnehmen kannst, ist das nicht schlimm. Lege dir alternativ die fayo-Maxirolle oder einen Hocker unter, so kannst du dein Gesäß darauf absetzen.

Abends

Fokus auf vordere fasziale Zuglinie, Oberschenkel, Gesäß – Im ersten Teil werden die Faszien in den Oberschenkeln durchfeuchtet, im zweiten Teil wird das Gesäß geöffnet, wodurch sich Blockaden (nicht nur körperliche) lösen.

1. Die Ausgangsposition für die erste Übung ist eine hohe Planke: Lege dich dazu erst einmal auf den Bauch, bringe dann die Hände unter deine Schultern und strecke die Arme durch, sodass zunächst dein Oberkörper nach oben wandert. Stelle dann deine Zehen auf, sodass auch deine Beine nach oben gehen. Deine Beine und dein Oberkörper bilden nun eine gerade Linie.

2. Platziere nun die fayo-Maxirolle so unter deinen Beinen, dass sie sich knapp oberhalb deiner Kniescheiben befindet, sobald du deine Beine auf ihr ablegst. Deine Arme sind weiterhin gestreckt und halten ein Teil deines Gewichtes.

3. Bringe nun möglichst viel Körpergewicht auf die Rolle und beginne dich langsam mit deinen Händen nach hinten zu schieben. Dabei bewegt sich die Maxirolle weiter nach oben, in Richtung deiner Leisten. Wichtig ist, dass du dies ganz achtsam und langsam tust, denn der Oberschenkel, der dabei massiert wird, ist sehr empfindlich.

4. Spüre den Druck auf deinen Oberschenkeln und atme. Lasse alle Muskelanspannung der Beine los – das ist sehr wichtig, um im Tiefengewebe zu arbeiten und die spröden Faszienstrukturen zu durchfeuchten. Wiederhole diese Übung dreimal. Direkt im Anschluss solltest du dich beweglicher und freier fühlen.

→

Zur Entspannung der vorderen faszialen Zuglinie und der Oberschenkel verschieben wir bei dieser Übung mithilfe der Faszienrolle die Zwischenzellflüssigkeiten im Lymphfluss.

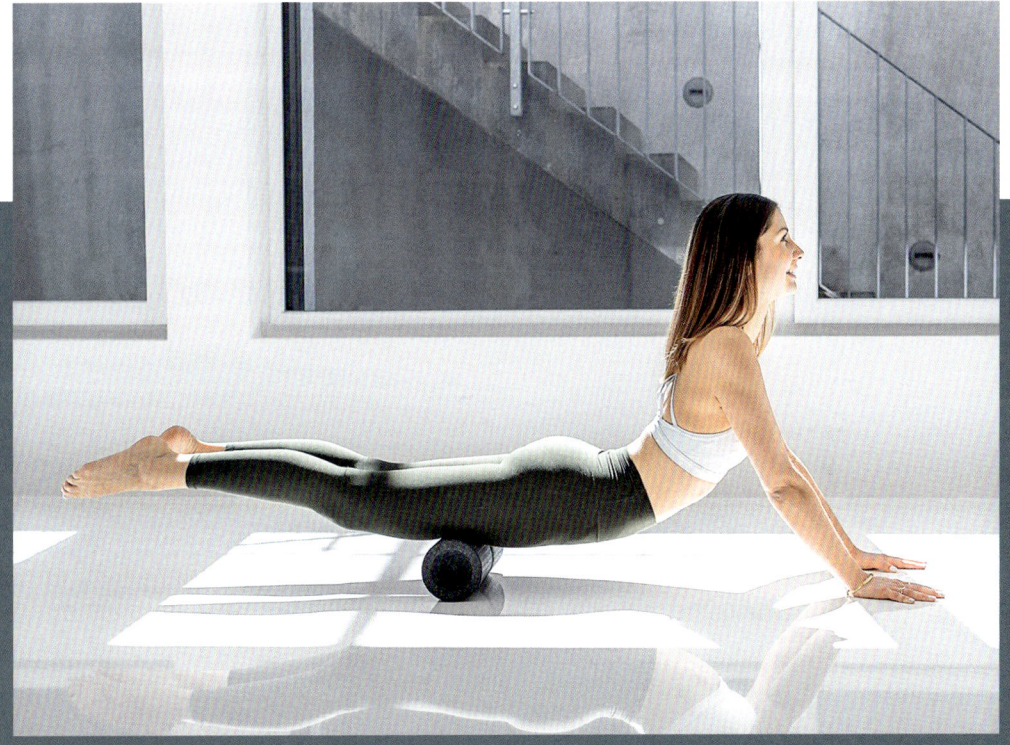

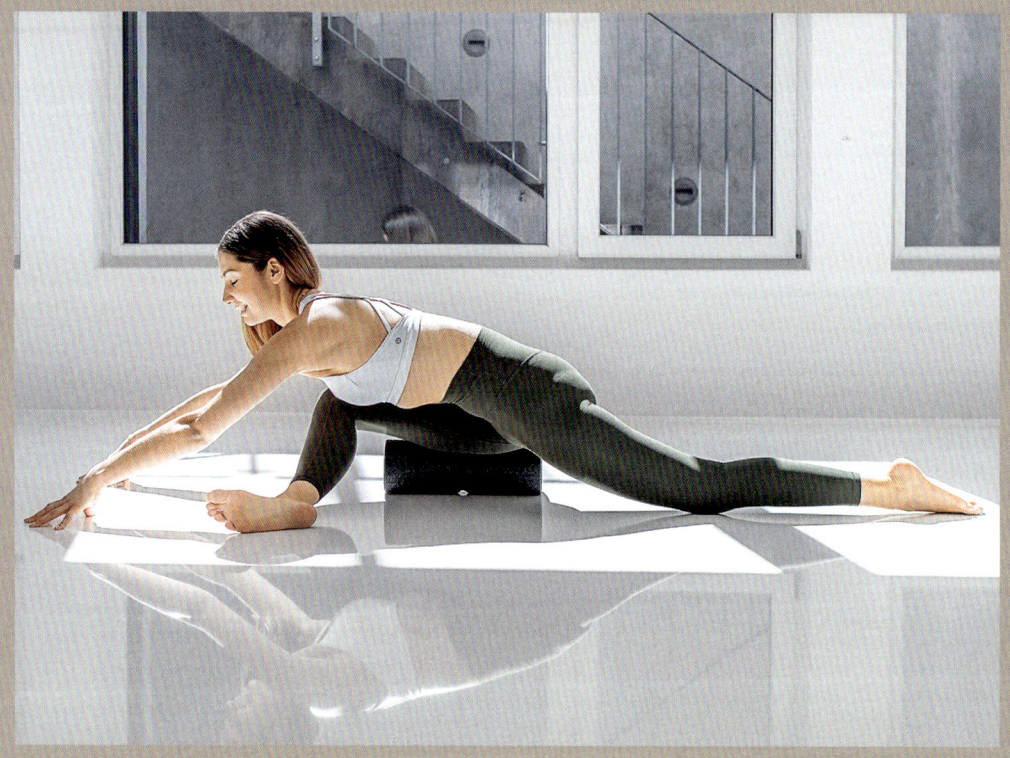

5. Komme wieder in die Ausgangsposition der hohen Planke zurück. Ziehe dann dein rechtes Knie unter deinem Körper schwebend in Richtung Kopf. Runde dabei deinen Rücken leicht nach oben. Winkle dein rechtes Knie an und lege es zwischen deine Handflächen am Boden ab.

6. Platziere die fayo-Maxirolle als Unterstützung und Erhöhung der Länge nach unter deinem rechten Oberschenkel. Öffne den Winkel deines rechten Knies so, dass dieser im optimalen Fall 90 Grad ergibt. Dein rechter Oberschenkel verläuft dabei parallel zum rechten Mattenrand, dein rechtes Schienbein sollte parallel zum vorderen Mattenrand platziert am Boden aufliegen.

7. Optional kannst du nun zur Aktivierung der Beinlinie deinen rechten Fuß flexen, sodass die Zehen in Richtung des Knies zeigen. Lasse dir hier kurz Zeit, die Position für dich optimal einzustellen. Strecke dein linkes Bein gerade nach hinten aus, das Knie liegt auf, und lege den Fußspann entspannt auf dem Boden ab.

8. Richte deinen Oberkörper mit der Einatmung kraftvoll auf und schiebe deine Schultern nach hinten und unten. Sinke mit der Ausatmung tief in die Dehnung und spüre dein Gesäß, die Hüfte und eventuell auch deinen unteren Rücken.

9. Spanne mit der nächsten Einatmung die Muskeln deines rechten Beines an, indem du dieses gegen den Boden presst. Lasse mit der Ausatmung wieder los. Wiederhole diesen Wechsel für fünf tiefe Atemzüge und wechsle dann die Seite.

Wenn du diese Übung zum ersten Mal machst, kann der Winkel des Knies kleiner als 90 Grad sein. Das ist in Ordnung. Achte einfach darauf, dass du Stabilität in dieser Position findest. Komme aber bitte dennoch aus deiner Komfortzone und fordere dich heraus.

10. Für ein noch intensiveres Erlebnis eignet sich diese Variation der Übung hervorragend. Ein Bein ist weiterhin wie beschrieben unter dir angewinkelt, das andere ist nach hinten ausgestreckt. Entferne für diese Version aber die Faszienrolle unter deinem Oberschenkel und lege diesen sanft auf dem Boden ab.

11. Komme nun langsam in eine Vorbeuge, lege langsam deinen Oberkörper auf dem angewinkelten Bein ab und strecke die Arme weit nach vorne aus.

12. Deine Finger liegen auf den Fingerkuppen auf. Gewinne immer mehr an Länge. Spüre, wie du immer länger und länger wirst. Bleibe in dieser langen Position für 20 Atemzüge und wechsle dann die Seite.

In dieser öffnenden Übung können emotionale Blockaden gelöst werden und neuer Raum geschaffen werden. Spüre in deinen Körper hinein, genieße und atme bewusst.

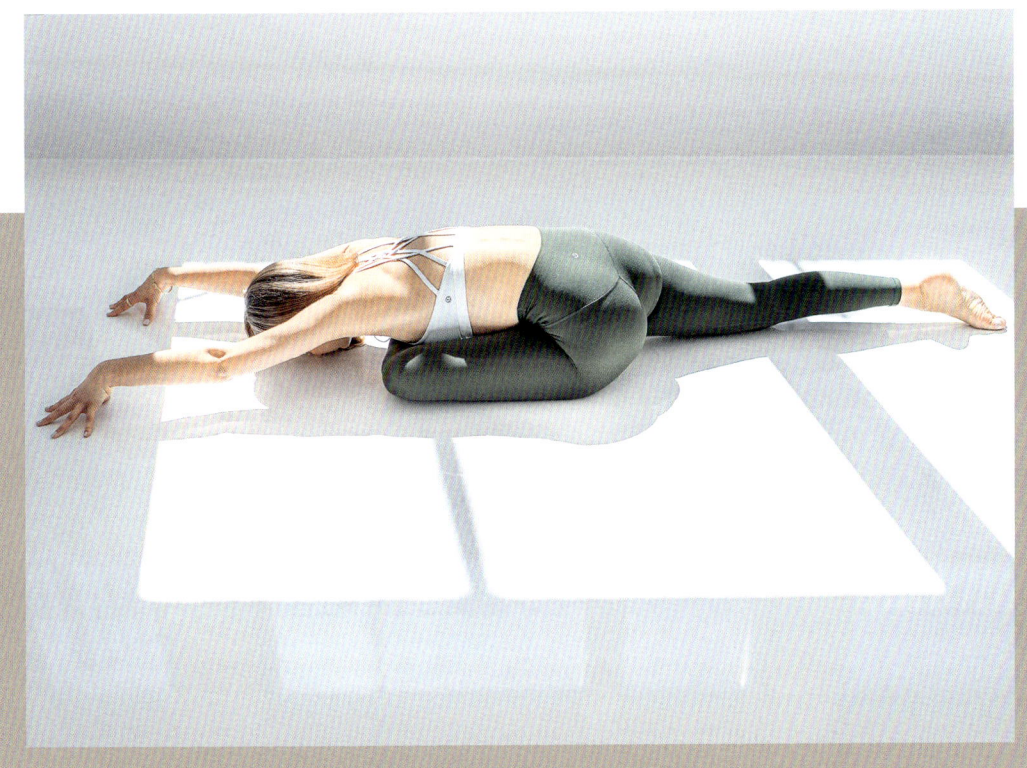

Morgens Flow im Stand

Die folgenden Übungen bauen aufeinander auf und sollten im Bewegungsfluss direkt nacheinander in einer kleinen Abfolge (Flow) geübt werden.

Grätsche – Arme parallel zum Boden

1. Beginne in einer breiten Grätsche und finde eine für dich sichere Position. Verbinde dich über deine Fußsohlen mit der Erde.

2. Strecke deine Beine ganz durch und richte deine Wirbelsäule gerade auf. Kippe dein Becken leicht nach hinten, sodass du aus dem Hohlkreuz herauskommst. Dafür hebe das Schambein nach oben an und senke dein Steißbein nach unten ab.

3. Atme tief ein und hebe dabei deine Arme über deine Seiten gestreckt nach oben, bis sie sich über deinem Kopf treffen.

4. Mit der Ausatmung senkst du deine gestreckten Arme wieder seitlich hinunter, bis sie auf Schulterhöhe sind. Ziehe deine gestreckten Arme leicht nach hinten und spüre die Länge deiner Arme aus dem Schultergelenk bis in deine Fingerspitzen. Komme mit dem Oberkörper in eine leichte Vorbeuge, dein Rücken bleibt gerade.

5. Mit der Einatmung schaffst du Länge in der Wirbelsäule und Weite im Brustraum, mit der Ausatmung ziehst du deine gestreckten Arme ein wenig weiter nach hinten. Achte dabei darauf, dass deine Arme wirklich auf der Höhe deiner Schultern bleiben und nicht absacken! Wiederhole diesen Wechsel für drei Atemzüge.

→

*Für noch mehr Körperbewusstsein kannst du vor einem Spiegel üben und
so kleinere Anpassungen direkt sehen und auch ausführen.*

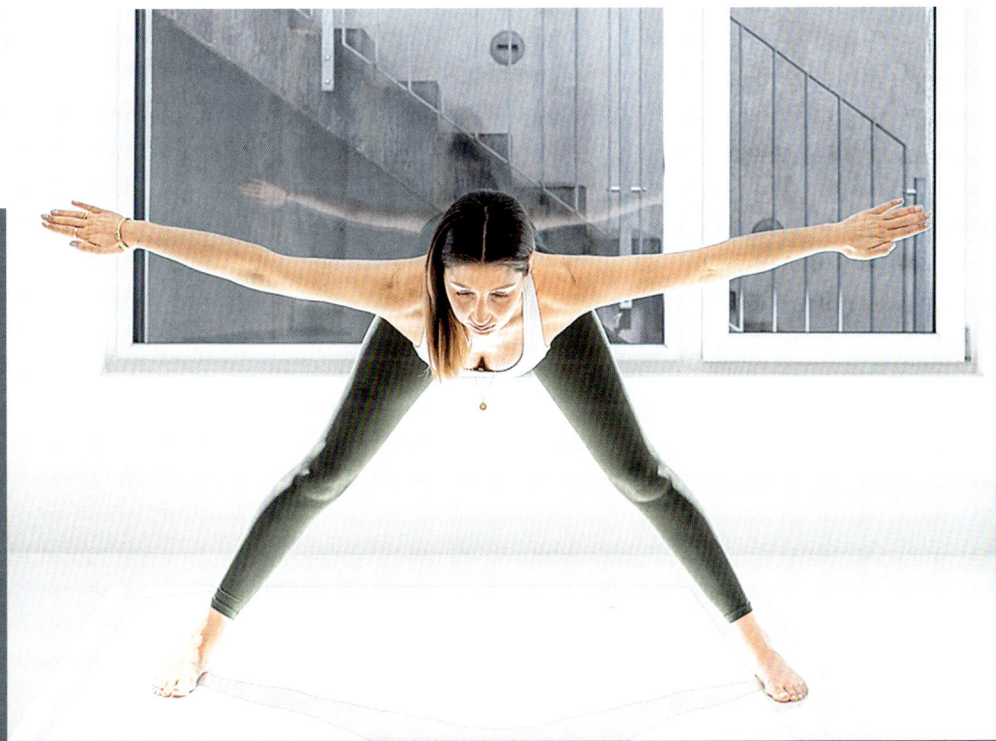

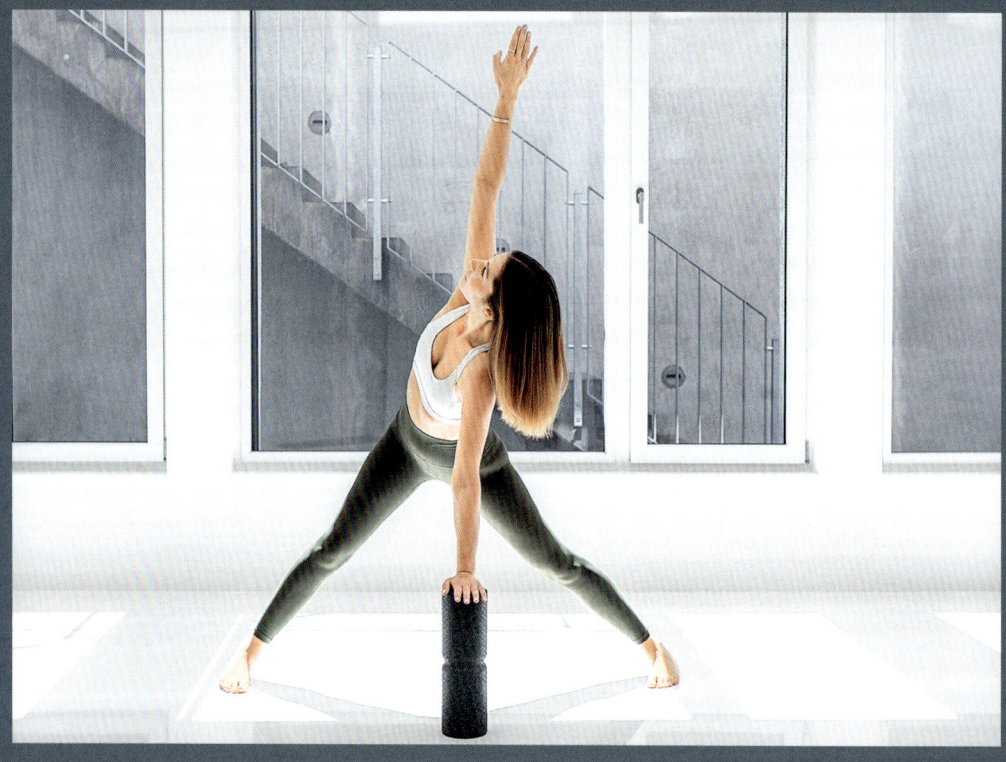

Grätsche – Rotation mit Maxirolle

6. Du bleibst in der breiten Grätsche stehen. Platziere nun die fayo-Maxirolle mittig zwischen deinen gegrätschten Beinen, aber ein wenig nach vorne versetzt.

7. Komme mit deiner nächsten Ausatmung in eine Vorbeuge, halte dabei aber deinen Rücken schön gerade. Gehe nur so tief, wie du kommst, ohne deinen Rücken zu runden. Deine Hände sind zu beiden Seiten auf der Höhe deiner Schultern ausgestreckt.

8. Stabilisiere mit einer tiefen Einatmung deine Wirbelsäule, schiebe dich in die Länge nach vorne. Mit der Ausatmung ziehst du deinen Bauchnabel nach innen und kräftigst deine Körpermitte für Stabilität und Halt. Deine Arme befinden sich nach wie vor links und rechts auf Schulterhöhe neben dir.

9. Platziere mit der nächsten Einatmung deine linke Handfläche auf der fayo-Maxirolle, gleichzeitig rotierst du deinen Rumpf nach rechts: Die linke Schulter dreht sich dabei nach unten, die rechte nach oben. Strecke deinen rechten Arm nach oben in die Länge und versuche dein Brustbein in Richtung Decke zu drehen. Dein Blick folgt dem rechten Arm nach oben, sodass sich auch deine Halswirbelsäule dreht. Deine rechte Hand ist gestreckt.

10. Spüre mit der Einatmung die Länge in deinen beiden gestreckten Armen und drehe dich mit der Ausatmung weiter nach oben. Bleibe hier für drei tiefe Atemzüge und wechsle dann zur anderen Seite.

Falls du genügend Stabilität und Kraft im Rumpf hast, kannst du die Rolle weglassen. Sinke nur so weit nach unten, dass sich dein Rücken höchstens parallel zum Boden befindet. Deine Hand sollte den Boden nicht berühren.

Grätsche – Gebundene Vorbeuge

11. Ausgangsposition ist weiterhin die breite Grätsche, komme aber mit dem Oberkörper wieder nach oben und stehe aufrecht.

12. Atme tief ein und führe mit der Ausatmung deine Hände über die Seiten auf deinen Rücken und binde sie dort auf Höhe des Kreuzbeins. Das bedeutet, dass du die Finger deiner Hände ineinanderlegst, die Hände zu einer einzigen großen Faust verschließt und deine Handflächen fest zusammenpresst.

13. Atme noch einmal tief ein und hebe dabei dein Brustbein, die Schultern sinken nach unten und hinten ab. Mit der Ausatmung streckst du deine Arme und hebst die gebundene Faust leicht nach oben an, die Schultern bleiben möglichst unten. Spüre die Dehnung in den Armen und deinen Schultern.

14. Atme in dieser Position noch einmal tief ein und spüre dabei die Weite im Rippenbogen.

15. Mit der nächsten Ausatmung kommst du in eine Vorbeuge. Senke deine Stirn in Richtung Boden ab und lasse deine Arme mit der Schwerkraft über deinen Rücken nach oben und vorne gleiten. Strecke Arme und Beine und spüre in dich hinein. Bleibe hier für fünf tiefe Atemzüge und sinke immer tiefer in die Position.

Wichtig ist bei dieser Position, dass deine Hände „gebunden" bleiben und sich deine Handflächen die ganze Zeit über berühren. Übung macht den Meister!

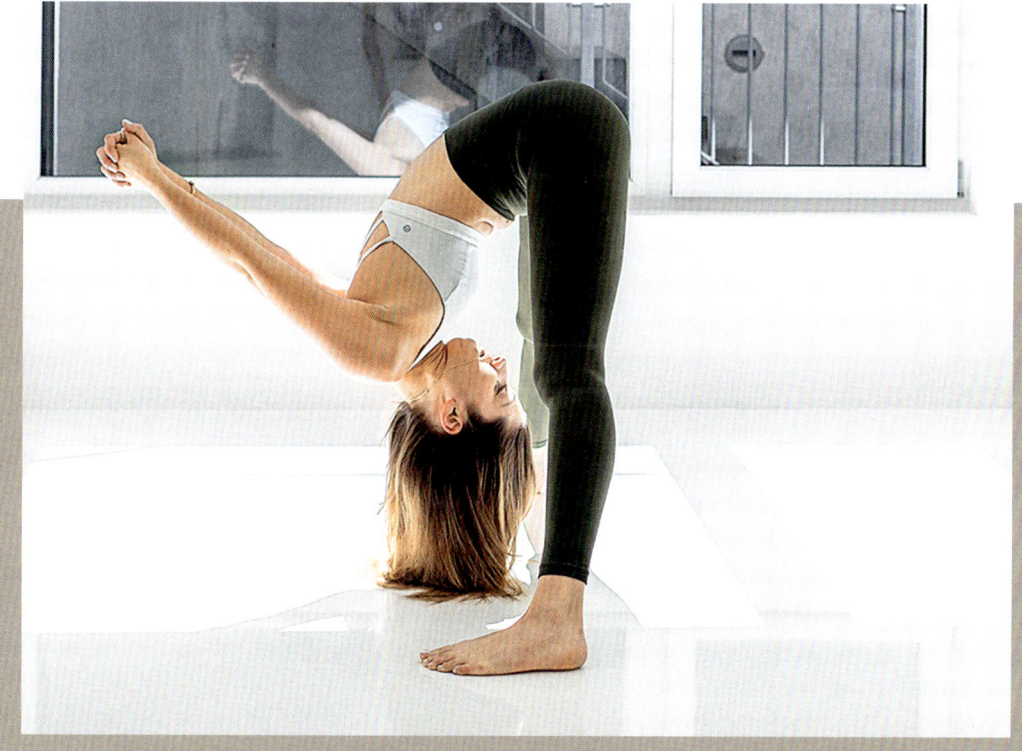

Grätsche – Stabilisierte Rückbeuge

16. Nach einer intensiven Vorbeuge folgt eine sanfte Rückbeuge. Bleibe in der weiten Grätsche und richte deinen Oberkörper wieder gerade auf.

17. Platziere deine linke Handfläche auf deinem Kreuzbein, sodass die Fingerspitzen nach unten und dein Ellenbogen nach hinten zeigen.

18. Hebe dann mit der Einatmung deinen Brustkorb etwas nach oben an und schaffe Raum in der Vorderseite deines Körpers. Gleichzeitig hebst du deinen gestreckten rechten Arm über die Seite nach oben über deinen Kopf an.

19. Mit der nächsten Ausatmung schiebst du zunächst deine Leisten nach vorne und beugst minimal deine Knie. Bleibe mit der Einatmung in dieser Position.

20. Mit der folgenden Ausatmung hebst du sanft dein Kinn und blickst nach oben zur Decke. Sinke dabei mit deinem Oberkörper in eine leichte Rückbeuge. Stabilisiere die Beuge durch deine stützende Hand im Kreuzbein – es kann nichts passieren, atme weiter. Öffne gerne deinen Mund und lasse den Kopf los. Entspanne deine Gesichtszüge.

21. In deinem ganz persönlichen Tempo steigerst du die Beuge nach hinten für drei weitere tiefe Atemzüge. Komme anschließend langsam wieder zurück in einen aufrechten Stand und wiederhole die Übung auf der anderen Seite.

Wenn du schon etwas Übung mit Rückbeugen hast, kannst du die Hand vom Kreuzbein lösen und den Arm für eine intensivere Dehnung nach unten ausstrecken.

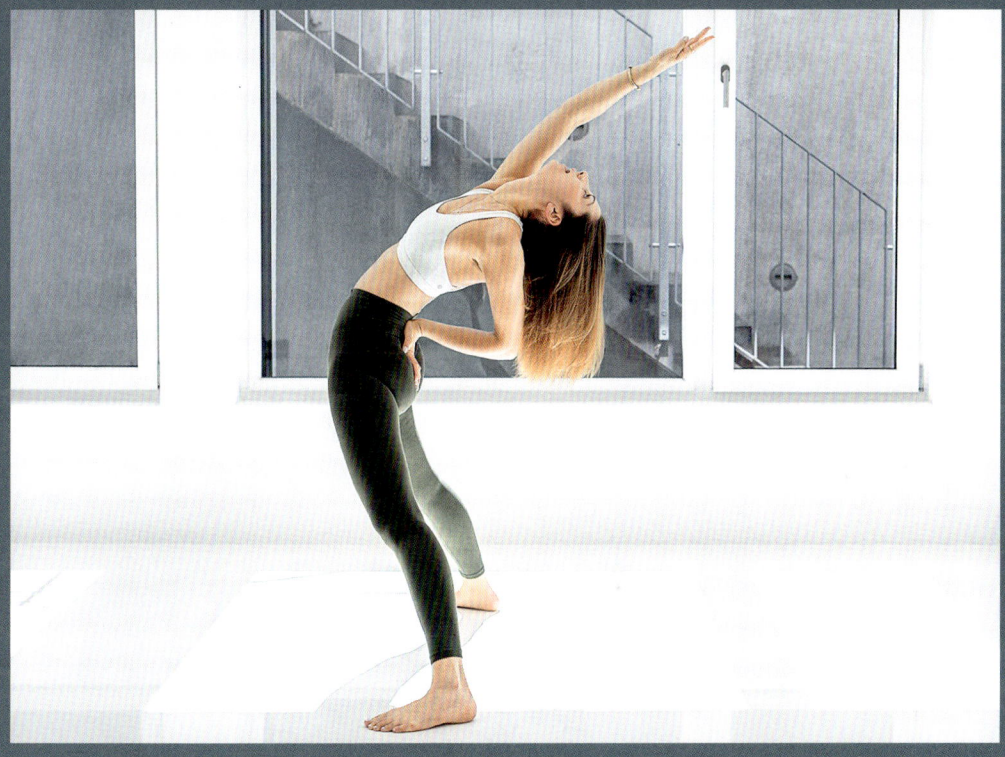

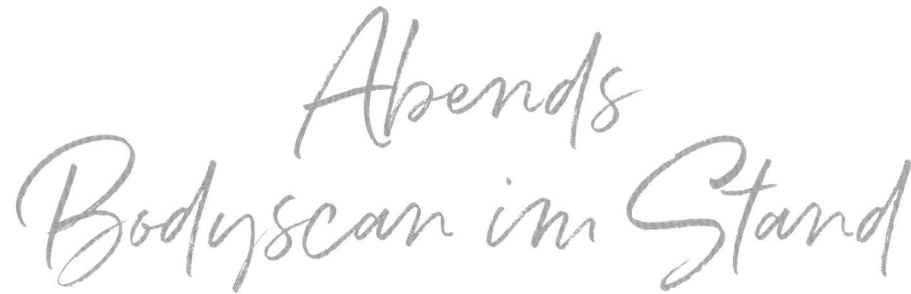

Abends
Bodyscan im Stand

Die Übung wirkt herrlich gegen Stress und bringt Ruhe und Gelassenheit in Körper und Geist.

1. Suche dir einen ruhigen Ort. Finde einen aufrechten und parallelen Stand, deine Füße sind hüftbreit auf der Erde. Spüre die Erdung über deine Fußsohlen am Boden. Platziere eine Hand deiner Wahl jeweils auf deinem Bauch und die andere auf deinem Brustkorb.

2. Schließe deine Augen und richte deinen Blick nach innen. Lächle. Hebe deine Zehen an und senke sie dann einzeln wieder zurück auf die Matte ab.

3. Drehe deine Fußspitzen zueinander und öffne die Fersen nach außen. Schiebe abwechselnd deine Fußaußenkanten, dann die Fußinnenkanten in den Boden und beobachte das Gefühl, das diese Bewegungen in deinen Beinen auslösen.

4. Beuge ganz leicht deine Knie und aktiviere deine Beinlinie, indem du die Knie zueinanderdrückst. Spüre die Kräftigung deiner Beinmuskulatur. Kippe dein Becken leicht nach hinten, sodass du aus dem Hohlkreuz in einen geraden Rücken kommst. Hebe dafür dein Schambein etwas an und senke dein Steißbein in Richtung Boden. Spanne deine Gesäßmuskulatur an.

5. Richte nun deine Aufmerksamkeit auf deinen Oberkörper: Nimm die Bewegung deiner Atmung wahr. Dabei kannst du mit jeder Ausatmung eventuelle Spannungen und alle negativen Gedanken loslassen. Bleibe hier, bis sich ein Gefühl der wertschätzenden Ruhe für all deine Organe im Bauchraum einstellt. Nimm jedes Organ bewusst und voller Dankbarkeit wahr.

6. Hebe deinen Brustkorb und schiebe deine Schulterblätter zueinander. Löse nun deine Arme, lasse sie ganz schwer werden und links und rechts neben dir hängen. Hebe dein Kinn leicht nach oben und schiebe die Halswirbelsäule in die Länge.

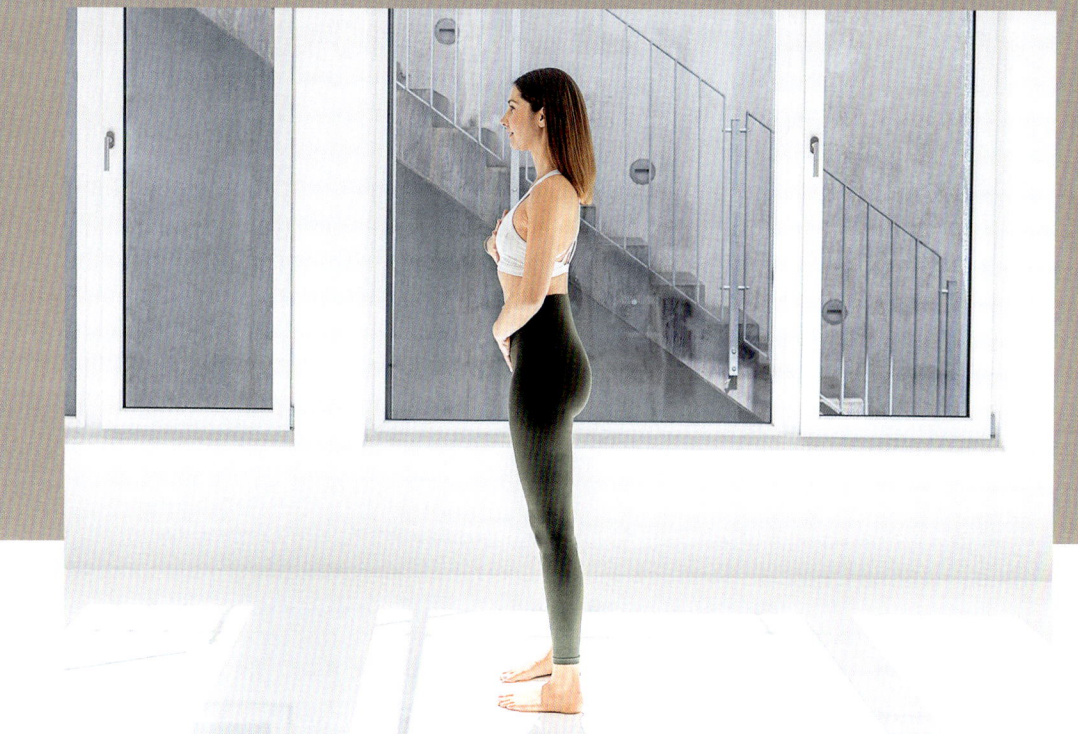

7. Richte deine Aufmerksamkeit auf dein Gesicht, deinen Hals und die Schultern. Lasse los. Löse die Kauflächen voneinander, öffne leicht deine Lippen. Streiche ganz sanft mit deiner Zunge über die Lippen und spüre dich.

8. Richte jetzt deine Aufmerksamkeit auf deinen Scheitel und deine Stirn. Lasse deine Auge so lange geschlossen, bis du Leichtigkeit und Klarheit wahrnimmst.

Im Sommer erfrischt dieser Bodyscan mit nackten Füßen auf einer Wiese. Die Extra-Portion Frische erhältst du, wenn du deine Zunge rollst, sie rausstreckst und darüber kühle, frische Luft einsaugst. Für noch mehr Entschleunigung verlängere deine Ausatmung: Atme dafür ein und zähle im Geist dabei bis vier, atme dann für acht Taktungen aus. Entspannung garantiert!

Morgens
Flow im Stand

Die folgenden Übungen bauen aufeinander auf und sollten im Bewegungsfluss direkt nacheinander in einer kleinen Abfolge geübt werden. Wie eine Art „Mini-Sonnengruß" wiederholst du diese kleine Sequenz für fünf Durchläufe pro Seite.

Stand, Berg, Arme zum Gebet nach oben

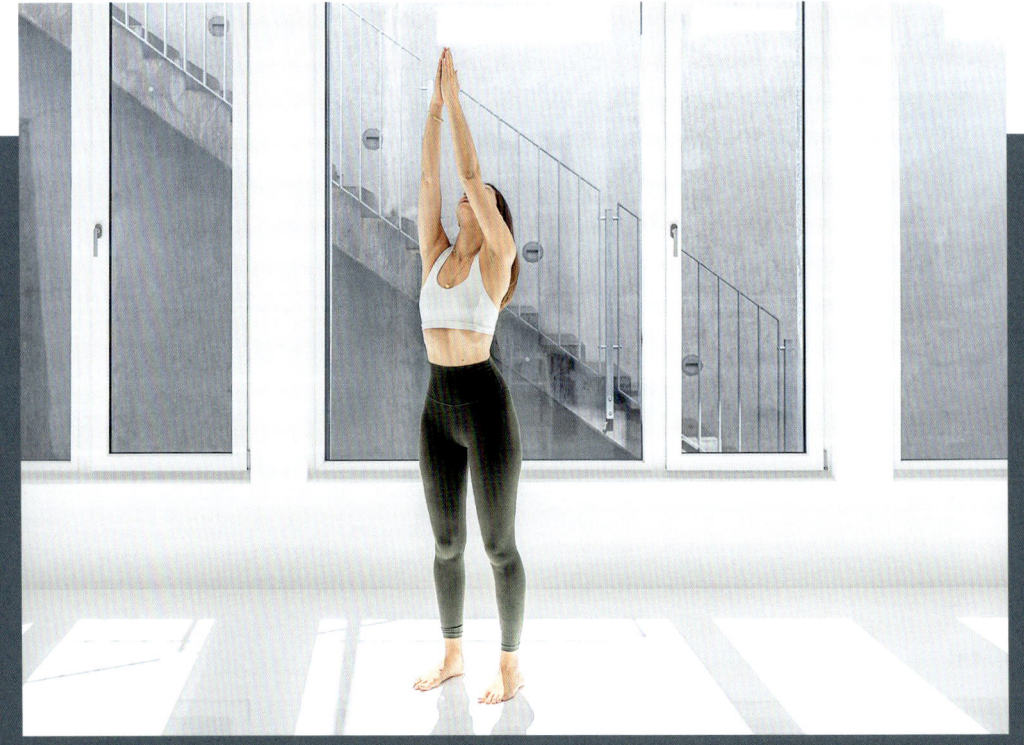

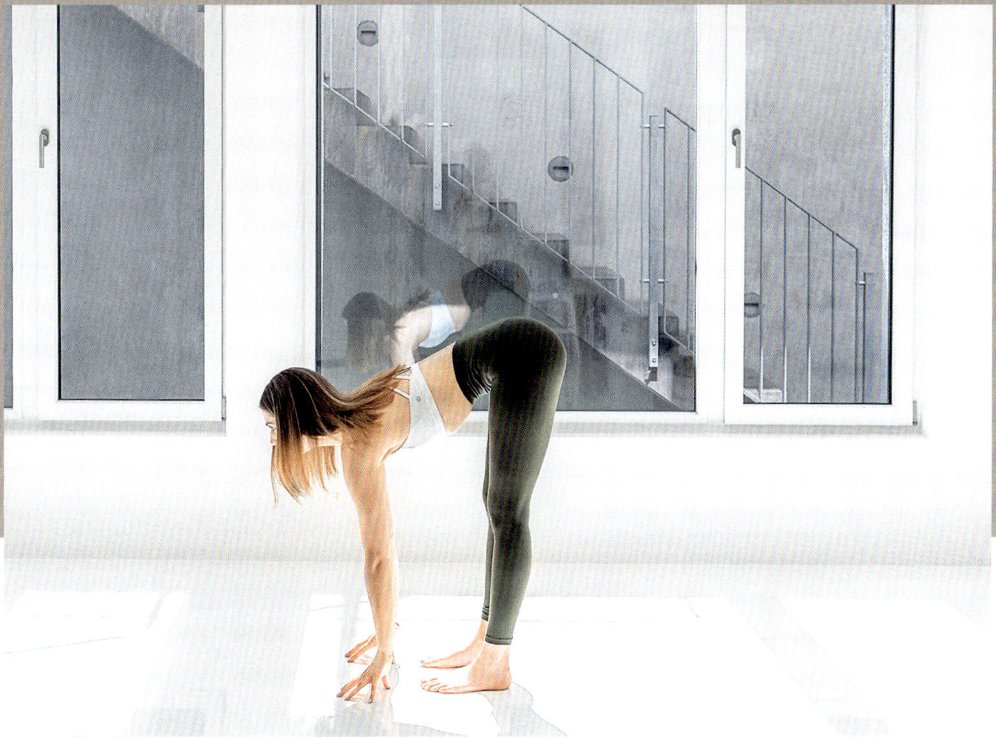

1. Komme ganz nach vorne an den Anfang deiner Matte, deine Füße sind geerdet und etwa schulterbreit geöffnet.

2. Atme tief ein und hebe deine Arme gestreckt über die Seiten über den Kopf nach oben, sodass sich deine Handflächen dort berühren.

3. Blicke nach oben zu deinen Händen und spüre die Weite zwischen den Rippen.

Tiefe Vorbeuge

4. Mit der Ausatmung kommst du nun in eine tiefe Vorbeuge, achte aber darauf, dass dein Rücken gerade bleibt.

5. Löse deine Hände voneinander, strecke deine Arme und Beine und lege deine Handflächen am Boden ab. Wenn das noch nicht möglich ist, umgreife deine Schienbeine oder Knie. Spüre die rückwärtige Beinlinie in der Dehnung.

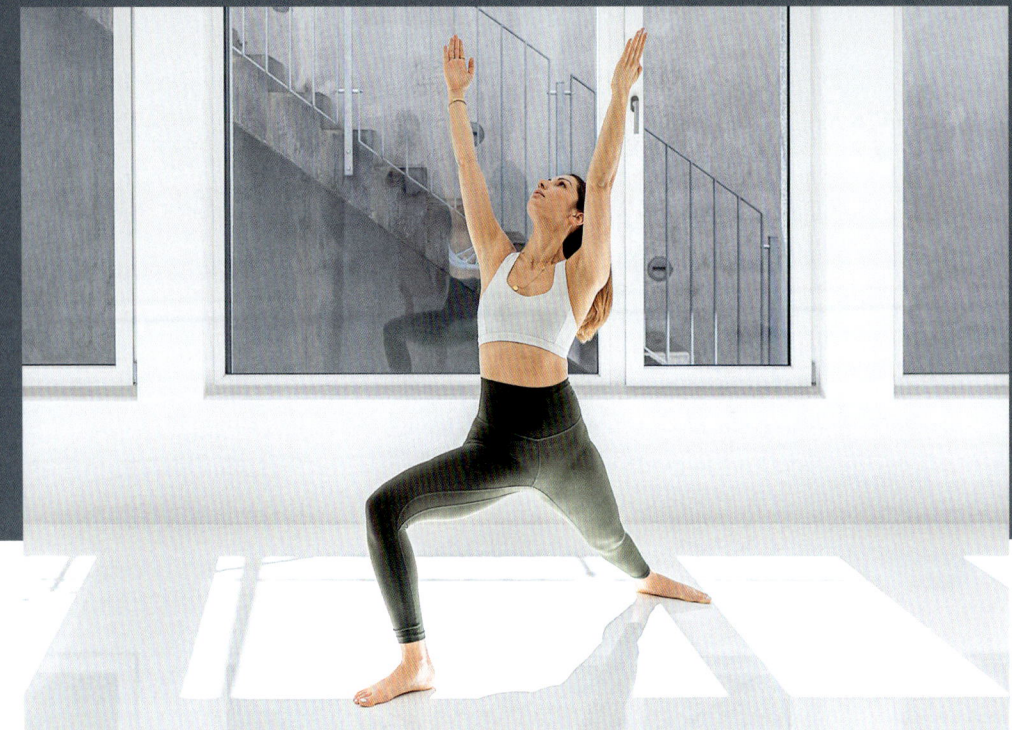

Ausfallschritt – Arme nach oben, leichte Rückbeuge

6. Tritt mit dem linken Bein zurück in einen großen Ausfallschritt. Das rechte Knie ist angewinkelt, der Oberschenkel sollte parallel zum Boden verlaufen. Drehe deinen linken Fuß nach außen. Erde deine Füße und schiebe sie vom Gefühl her zueinander.

7. Hebe mithilfe deiner Beinmuskulatur deinen Oberkörper langsam nach oben, bis er ganz aufgerichtet ist. Hebe gleichzeitig deine Arme gestreckt über deine Seiten nach oben über deinen Kopf. Beide Schultern zeigen dabei nach vorne.

8. Öffne deine Arme etwa im 45-Grad-Winkel, sodass sie den Buchstaben V ergeben. Atme in dieser Position tief ein und stabilisiere diese Haltung kraftvoll. Atme anschließend aus und sinke leicht in eine kleine Rückbeuge nach hinten. Spüre die Öffnung deines Hüftbeugers rechts. Wiederhole dies für fünf tiefe Atemzüge und wechsle dann zur anderen Seite.

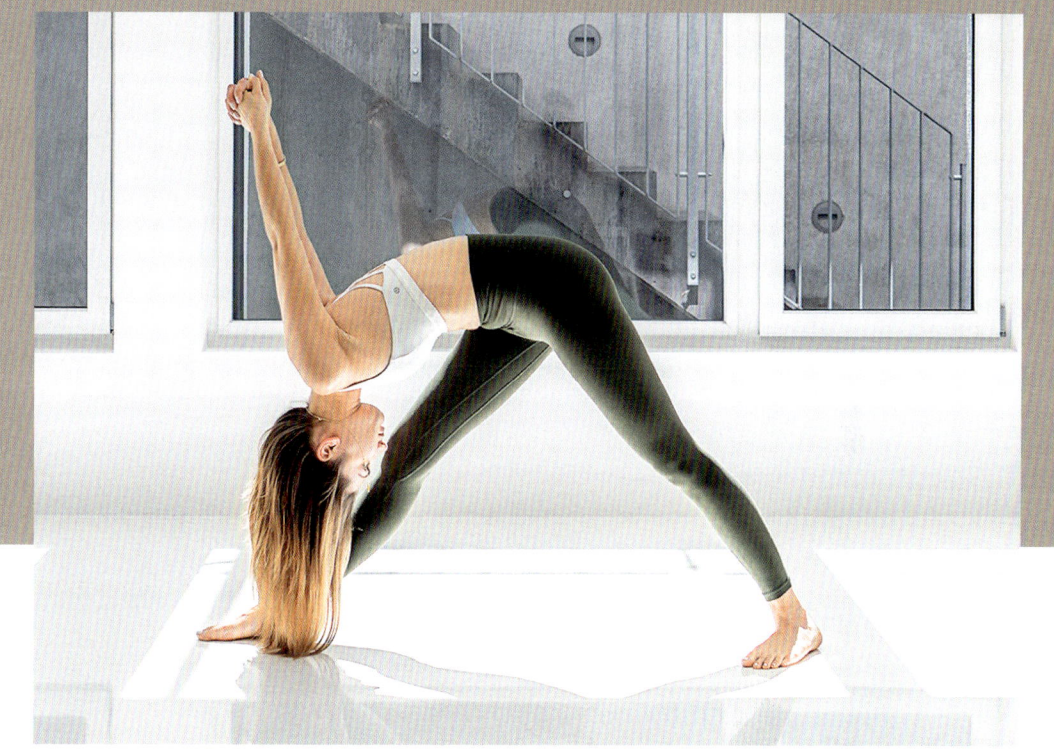

Beide Beine strecken – Gebundene Vorbeuge

9. Strecke nun beide Beine durch, sodass du im durchgestreckten Ausfallschritt stehst. Bringe die Arme ausgestreckt über die Seiten hinter deinem Rücken zusammen und verschränke deine Hände hinter dem Kreuzbein zu einer Faust. Strecke nun deine Arme mit der Einatmung nach hinten und hebe sie dann leicht an, deine Schultern bleiben unten. Schiebe deine Beckenknochen auf eine Linie.

10. Mit der nächsten Ausatmung sinke in eine Vorbeuge mit gestreckten Beinen. Deine Arme lösen sich vom Kreuzbein und sinken mit der Schwerkraft nach vorne und unten. Bleibe hier für fünf tiefe Atemzüge und spüre die Dehnung in deinen Beinrückseiten und im Schultergürtel.

11. Löse deine Hände voneinander, lasse sie nach unten auf die Matte sinken und komme in eine tiefe Vorbeuge. Wechsle nun die Beine.

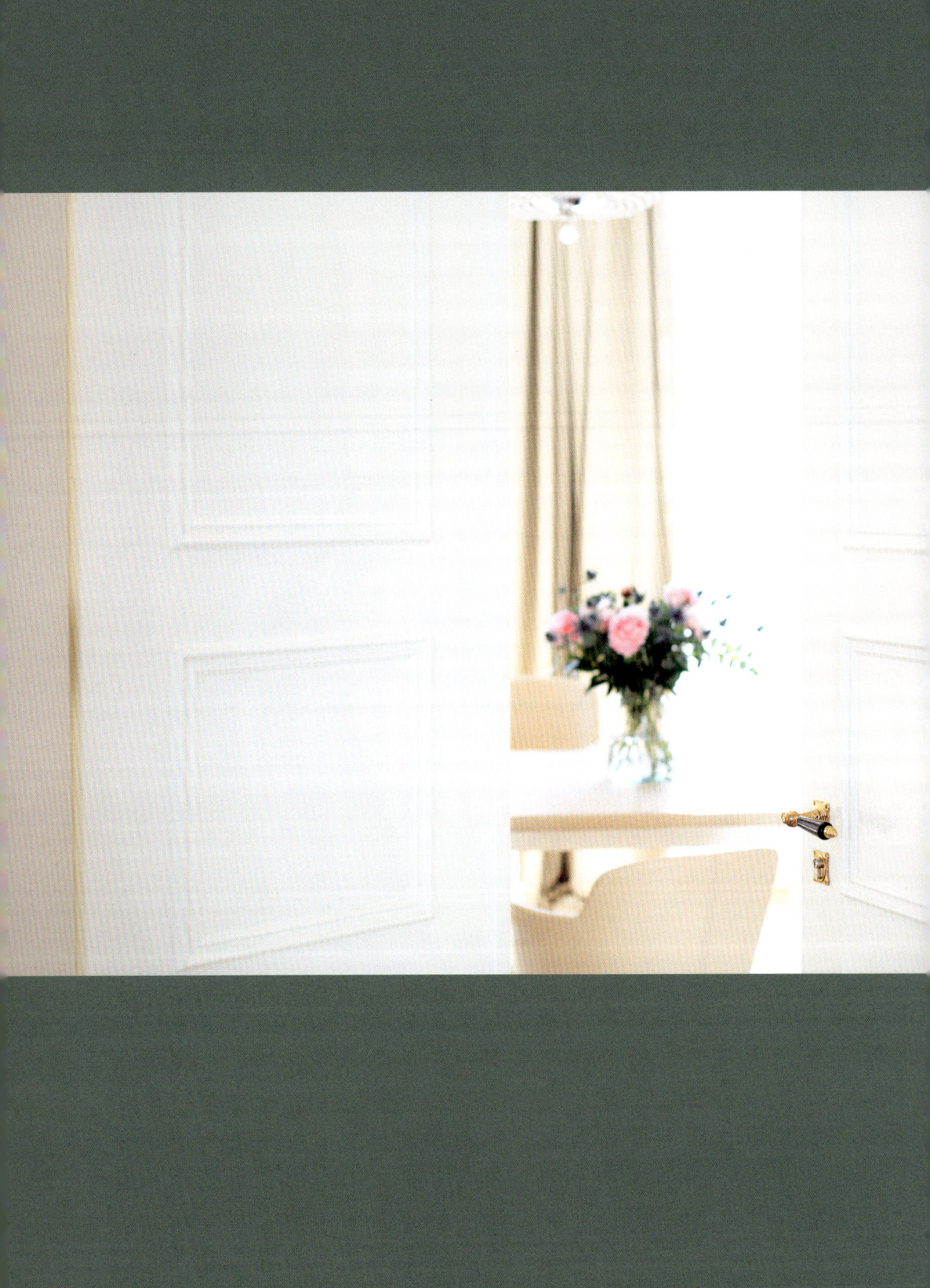

Unser Leben ist das, wozu unser Denken es macht.

Marc Aurel

Abends
Balance - Flow

Diese Übung heißt Baum und übt deinen
Gleichgewichtssinn.

1. Finde einen stabilen Stand, die Füße stehen eng beieinander auf dem Boden auf. Senke deine Schultern sanft nach unten und hinten.

2. Verlagere nun dein Gewicht auf dein linkes Bein, ohne das rechte aber zu heben. Spüre die Erdung deiner linken Fußsohle und verwurzle dich bildlich mit dem Boden und dieser Erde. Finde Ruhe in deiner Atmung und schaffe innere Balance durch äußere Balance.

3. Hebe nun dein rechtes Bein vom Boden weg und platziere die rechte Fußsohle an der Innenkante deines linken Oberschenkels. Dein rechtes Knie zeigt dabei zur rechten Seite und die Zehen des rechten Fußes nach unten in Richtung Boden.

4. Atme in dieser Position ein. Hebe dabei deine Arme über die Seiten nach oben und bringe sie über deinem Kopf zusammen. Die Handflächen treffen sich in einer Gebetshaltung. Bleibe in dieser Position für zehn tiefe Atemzüge und wechsle dann langsam zur anderen Seite. Lasse dir dafür alle Zeit, die du brauchst.

Es wird Tage geben, an denen dir das Stehen auf einem Bein leichter gelingen mag, und andere, an denen alles ein wenig „wackelig" ist. Das ist okay. Finde Stabilität und Balance über deine Atmung. Du wirst sehen, es hilft.

→

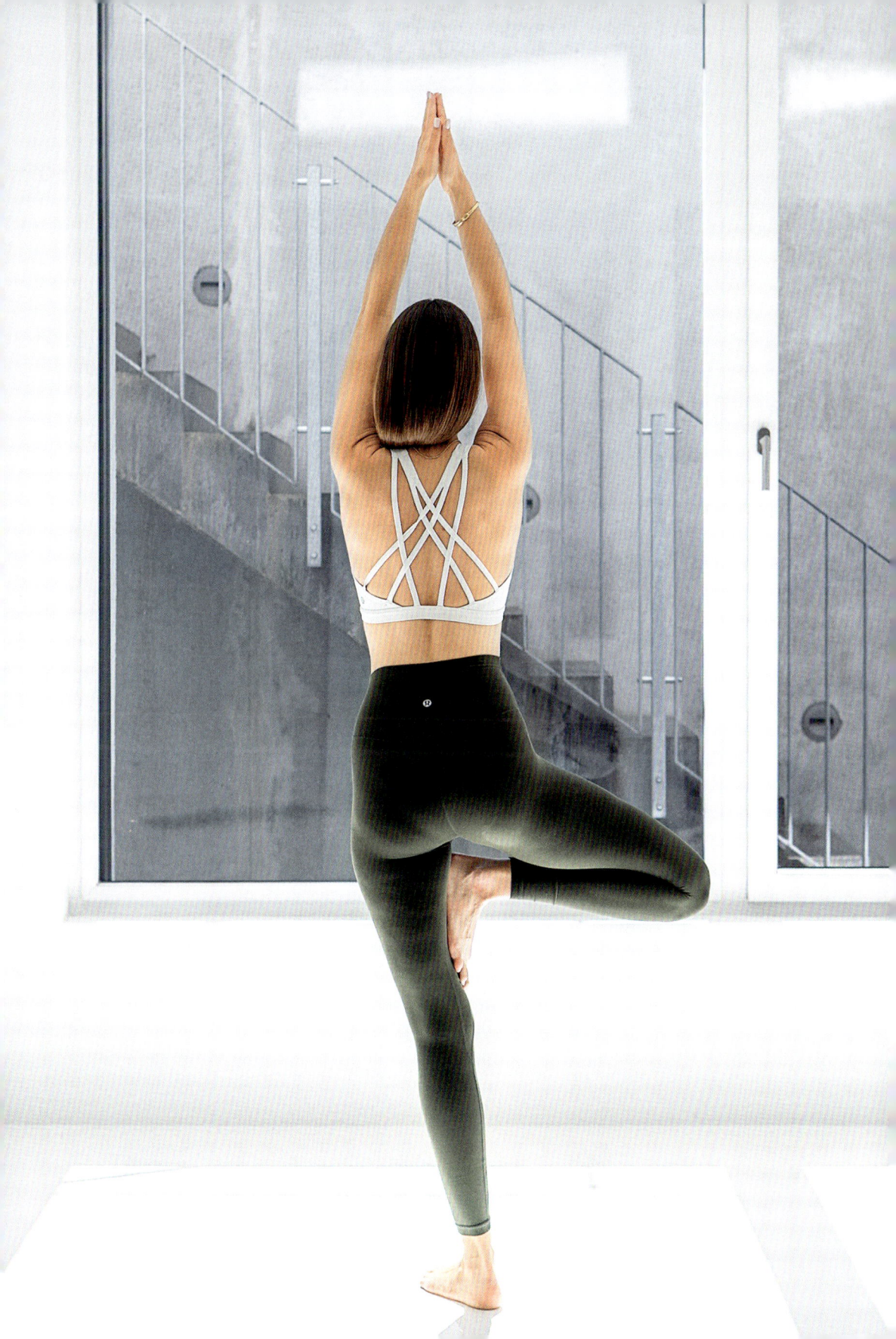

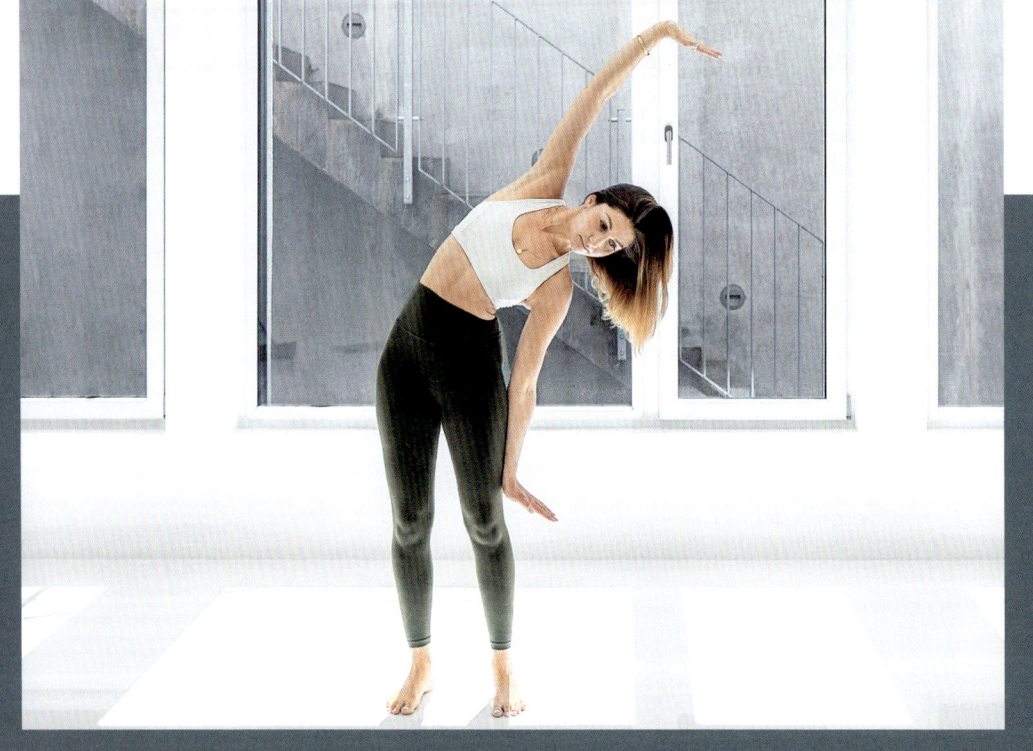

Seitbeuge im Stehen

5. Komme wieder in den stabilen aufrechten Stand. Deine Beine sind etwa schulterbreit geöffnet. Senke deine Schultern sanft nach unten und hinten.

6. Mit einer tiefen Einatmung bringst du nun deinen rechten Arm gestreckt nach oben über deinen Kopf. Gleichzeitig streckst du deinen linken Arm nach unten Richtung Boden. Deine Handgelenke sind angewinkelt, die linke Handfläche zeigt zur Erde, die rechte zur Decke. Die Finger beider Hände zeigen nach links.

7. Atme aus und lasse deine Schultern bewusst tief sinken. Mit der nächsten Einatmung schiebst du beide Arme kraftvoll in die Länge und erzeugst so eine Spannung.

8. Mit der Ausatmung kommst du in eine Seitbeuge nach links. Dabei bleiben beide Arme gestreckt. Versuche, deine Beckenknochen auf einer Linie zu halten, und verteile dein Gewicht gleichmäßig auf beide Füße. Erfahrungsgemäß musst du dich besonders auf deine rechte Fußsohle konzentrieren. Spüre die Länge über die gesamte Körperseite, von der rechten Fußsohle bis in deine Fingerspitzen.

9. Sinke mit jeder Ausatmung tiefer in die Seitbeuge und halte dein Brustbein angehoben. Bleibe hier für fünf tiefe Atemzüge und wiederhole die Übung auf der anderen Seite.

Diese Balanceübung trägt den schönen Namen Tänzer.

10. Hierfür brauchst du Konzentration. Erde dich erneut im stabilen Stand und finde Ruhe über deine Atmung.

11. Verlagere nun dein Gewicht auf das linke Bein und ziehe das rechte Knie zunächst an deine Brust heran, du kannst es mit beiden Händen umfassen. Finde in diesem einbeinigen Stand Balance.

12. Umgreife nun deinen rechten Fußspann mit der rechten Hand und bringe die Ferse hinter dein Gesäß, strecke deinen Arm vollständig durch. Finde hier Balance und atme tief ein und aus.

13. Wenn du so weit bist, hebst du langsam und kontrolliert deinen rechten Fuß nach oben an und löst dabei die Ferse vom Gesäß. Öffne den Winkel in deinem Knie. Versuche dabei im Oberkörper möglichst aufrecht zu bleiben und schiebe deine Leisten nach vorne. Strecke für mehr Stabilität deinen linken Arm diagonal nach vorne und oben aus und bleibe hier für drei ruhige und tiefe Atemzüge.

14. Setze anschließend deinen rechten Fuß wieder zurück auf den Boden und spüre nach. Wiederhole diese Übung dann auf der anderen Seite.

Fokussiere deine Aufmerksamkeit. Suche dir einen Punkt und fixiere diesen mit deinen Augen. Auch wenn es zwischendurch wackelig wird, komme einfach wieder zurück in die Position und versuche es erneut.

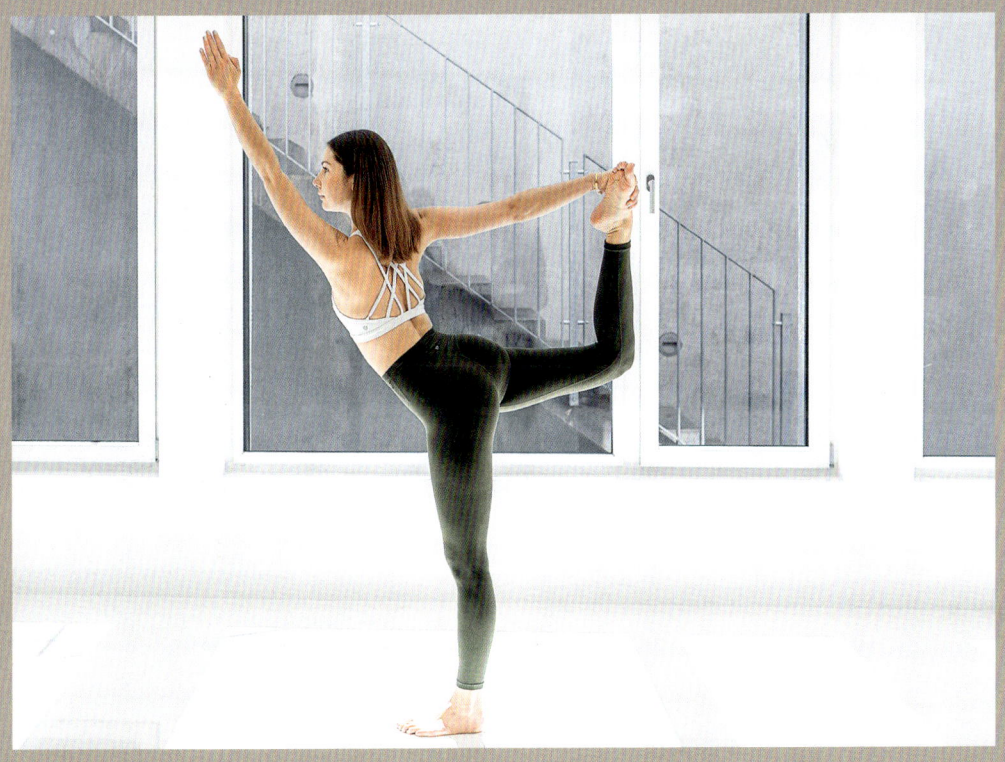

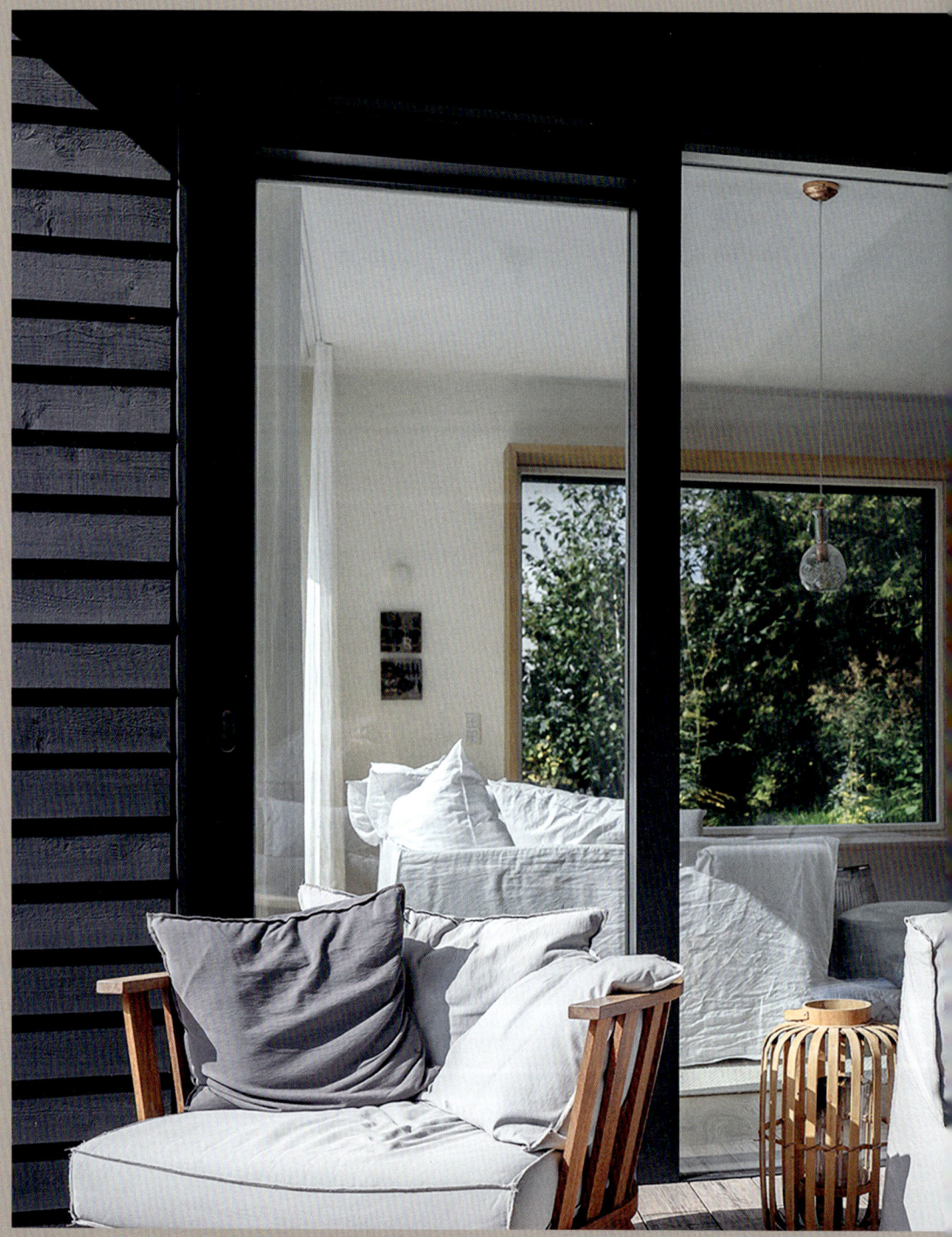

Und nun?

~~~~~~~~~~~~~~

AUF ZU NEUEN TATEN – STARTE DURCH
AUF DEINEM YOGISCHEN LEBENSWEG!

Mal Hand aufs Herz: Sind wir nicht alle auf der Suche nach etwas? Manch einer kann es vielleicht nicht konkret formulieren, aber ganz egal ob wir es beim Namen nennen können oder nicht: Die Verbindung mit uns selbst gibt Antworten, inneren Frieden und Balance. Ist also Yoga eigentlich eine Selbstfindungsphase, auf die wir alle früher oder später stoßen?

Auch wenn wir es vielleicht nicht Yoga nennen, so steckt ein gewisser Drang, zu sich selbst zu finden, irgendwie in jedem von uns. Eine yogische Lebensweise hilft uns nur dabei, diesen Weg zu unserem eigentlichen Ich bewusst anzugehen, die Schritte dahin zu strukturieren und die Dinge etwas klarer zu sehen. Sodass wir nicht weiter im Trüben fischen müssen, sondern uns aufrechten Ganges und klaren Geistes auf diese spannendste aller Reisen begeben können.

WER MÖCHTEST DU SEIN?

Diese Frage sollte sich jeder einmal ganz bewusst stellen. Vielleicht meditierst du auch darüber und schreibst deine Antwort auf. So kannst du dir immer mal wieder vor Augen führen, was für ein Mensch du sein möchtest und wo du dich gerade auf deiner Reise dorthin befindest. Das wird dir dabei helfen, dich auf deinem ganz persönlichen yogischen Lebensweg zu orientieren.

Das habe ich für mich aufgeschrieben: Ich möchte ein freundlicher, mitfühlender Mensch sein, der niemals lügt oder Menschen durch seine Worte auseinanderbringt. Ein Mensch, der alles dafür tut, dass andere zusammenfinden, der respektvolle Akzeptanz in sich trägt und nicht hasst. Ein Mensch, der bedeutsame Dinge sagt, Leben rettet und das Eigentum anderer achtet und schützt.

DIE FRAGE ALLER FRAGEN – KÖNNEN WIR MIT YOGA DIE WELT RETTEN?

Die Antwort auf diese Frage ist ganz kurz und knapp und lautet: JA! Ich bin fest davon überzeugt, dass wir, würden wir achtsamer mit uns, allen Lebewesen, die uns umgeben, und unserem Planeten umgehen, die Kraft hätten, Unvorstellbares möglich zu machen. Alle Menschen würden generell liebevoller miteinander umgehen, wir könnten Kriege vermeiden, die Natur schützen und Frieden zurück auf die Erde bringen. So, wie es eigentlich sein sollte.

Würden wir achtsamer mit uns und allen Lebewesen umgehen, hätten wir die Kraft, Unvorstellbares möglich zu machen.

NICHT WARTEN, SONDERN MACHEN!

Jetzt bist du dran! Egal ob du schon praktizierst oder völliger Anfänger bist – du hast nichts zu verlieren und mit diesem Buch genügend Beispiele dafür, was Yoga alles sein kann, und Anleitungen an der Hand, dies auch in die Tat umzusetzen. Der richtige Zeitpunkt für eine Veränderung ist JETZT! Dabei spielt es absolut keine Rolle, ob du bei einer yogischen Ernährung, den Bewegungs- und Atemübungen oder einem Fokus auf mehr Achtsamkeit in deinem Leben beginnst. Probiere es einfach aus und siehe selbst!

Du wirst nach und nach zu einer inneren Balance finden. Entdecke deinen Inner Glow, strahle von innen heraus und stecke so viele Menschen wie nur möglich damit an!

Jetzt mal ehrlich – Yogisch leben ist supereinfach

Wenn du yogisch leben möchtest, kannst du dies ganz einfach tun, von einem Moment auf den anderen. Und so einfach geht das: Der erste Schritt auf dem Weg zu einem yogischen Mindset besteht darin, drei einfache Dinge ganz ohne Wertung bei dir selbst zu beobachten.

Gedanken
Worte
Taten

Versuche dies möglichst mehrmals am Tag zu machen. Blende alle anderen Gedanken aus und konzentriere dich in diesen Momenten ausschließlich darauf, was du gerade denkst, sagst oder tust.

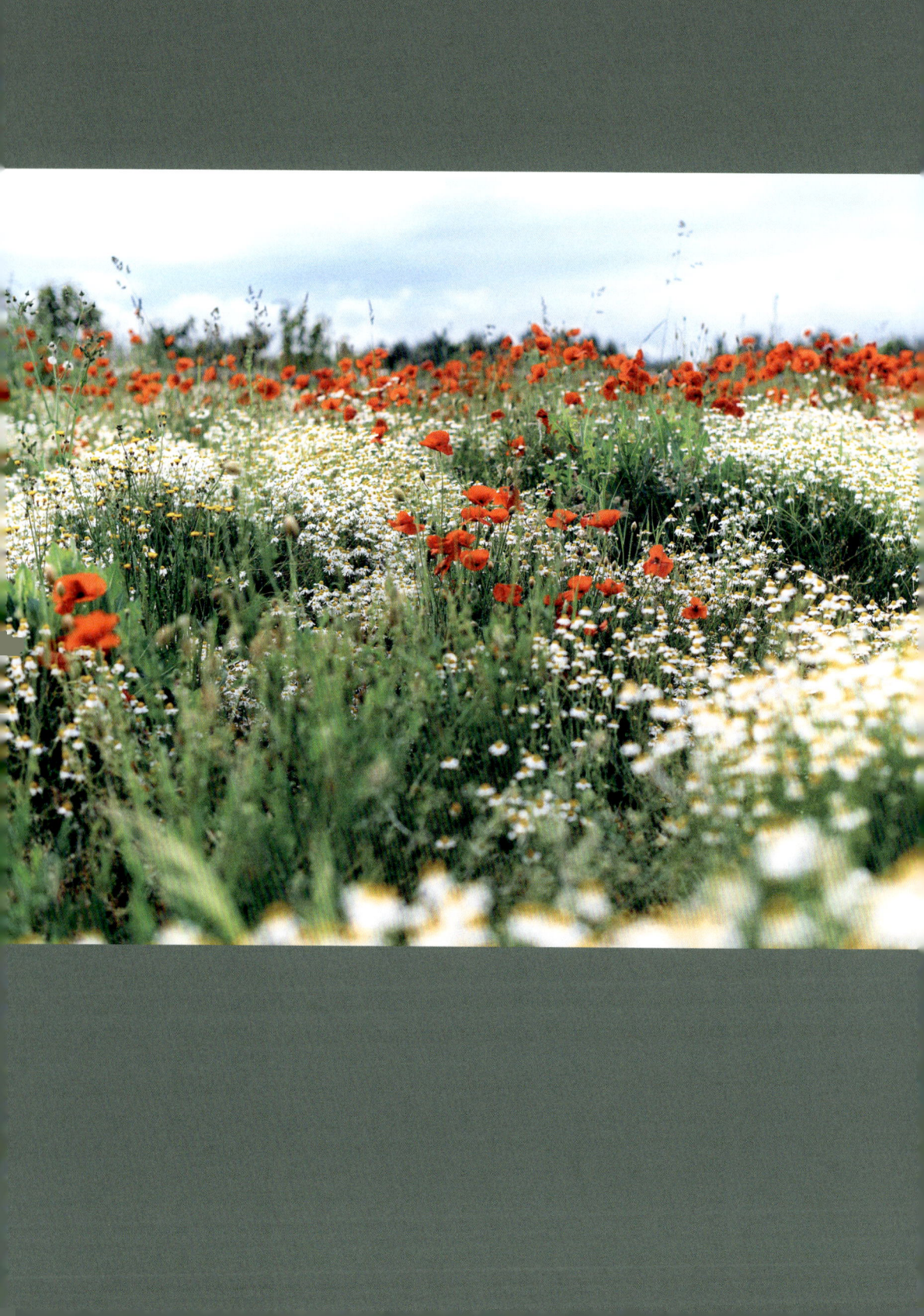

Wie schön, dass man nicht eine Sekunde warten muss, um damit zu beginnen, die Welt zu verbessern!

Anne Frank

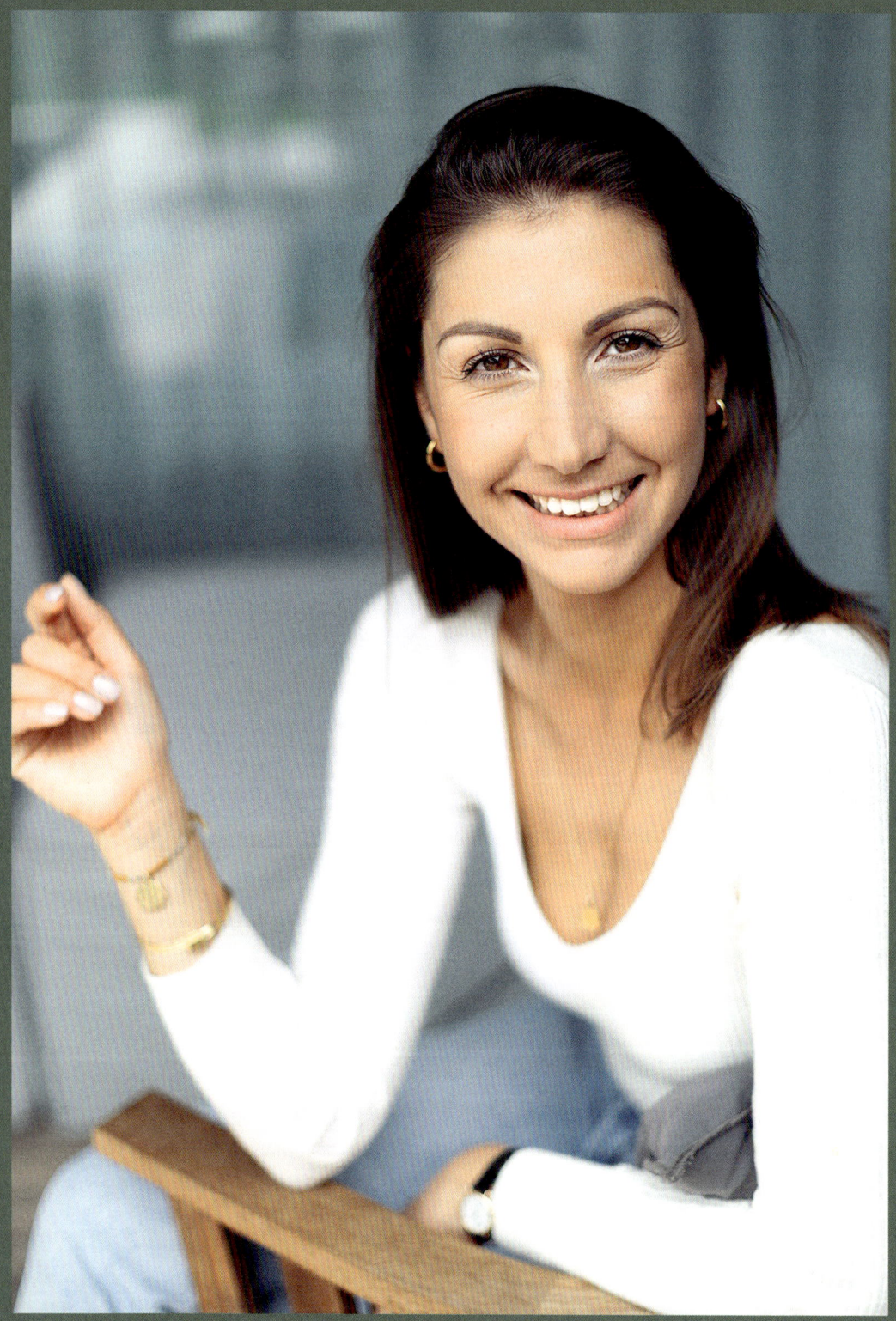

Fayo als yogischer Lifestyle

Fayo ist also die Antwort auf die Frage: Wie geht es jetzt weiter? Nachdem ich dich in meine Welt des yogischen Lebensstils eingeführt habe, geht es jetzt darum, diesen auch für dich zu finden und langfristig in dein Leben zu integrieren. Um zu verstehen, wie ich überhaupt zu fayo kam, hole ich an dieser Stelle etwas weiter aus. Ich war schon immer auf der Suche nach Antworten, denn schon früh wurde ich mit diversen Krankheiten und deren Konsequenzen konfrontiert. Die durchlebten Phasen der Hilflosigkeit, Angst und Ungewissheit und letztlich auch meine Neugierde brachten mich dazu, mehr über den menschlichen Körper und den Einfluss von Ernährung, Psyche und Bewegung auf unsere Gesundheit erfahren zu wollen. Ich begann den Sinn des Lebens zu hinterfragen. Yoga war dabei die Eingangstüre zu Antworten. Das Interesse an mehr Selbstbestimmtheit und Verantwortung für die eigene Gesundheit wurden mein Lebensinhalt und schließlich auch meine Berufung.

Mit fayo lebe ich den yogischen Lifestyle und freue mich, dass du nun auch bereit dafür bist! Mit Dr. med. Petra Bracht und Samira Knott habe ich dafür eine Ausbildung erstellt, die auch für dich der nächste Schritt sein könnte. Unsere gemeinsame Vision ist es, mit fayo jede Menge Aufklärungsarbeit zu leisten, um mehr Gesundheit, Frieden und Glück in diese Welt zu bringen. Wir sind wahnsinnig stolz darauf, mittlerweile fayo Coaches in den drei Bereichen Ernährung, Bewegung und Achtsamkeit zu Gesundheitsexperten auszubilden und sie auf ihrer persönlichen Reise zu mehr Selbstverantwortung und Achtsamkeit für den eigenen Körper zu begleiten und unterrichten zu dürfen. Wenn du mehr darüber erfahren möchtest, besuche unsere Seite: www.fayo.de

Mein Wunsch ist es, mit diesem Buch, dem kostenfreien fayo-Podcast „Health up your life" und dem Youtube-Kanal fayo.yoga so viele Menschen wie möglich zu motivieren, Verantwortung für die eigene Gesundheit zu übernehmen und letztlich zu einem selbstwirksameren und bewussteren Leben zu inspirieren – für sich selbst, alle anderen Lebewesen und diesen Planeten.

Danke von Herzen

Ich bin sehr dankbar für alle Türen, die sich in meinem Leben öffnen, für Menschen, die mir begegnen und mich weiterbringen – ich glaube nicht an Zufälle. Danke von Herzen an dich, dass du mich auf meinem Weg unterstützt, dass du mir zuhörst, mir folgst. Ich wünsche mir sehr, dass ich dich mit diesem Buch und meiner Arbeit inspirieren kann, immer mehr DU zu sein und in der besten Version deines Selbst dein Leben zu genießen.

Danke an alle Menschen, die mich inspirieren, die mich unterstützen, mich bedingungslos lieben und mir immer das Gefühl geben: Mira, du kannst das.

Einen besonderen Dank an alle wundervollen Menschen, die mich so sehr inspirieren und Teil dieses Buches sind. Am Ende erkennen wir, dass wir selbst Verantwortung übernehmen müssen für unsere Gesundheit und unser Leben. Alles, was wir brauchen, steckt in uns. Wir haben es selbst in der Hand, jeden Tag ein kleines Stückchen zu verändern, für uns, für unser Umfeld und für die Zukunft.

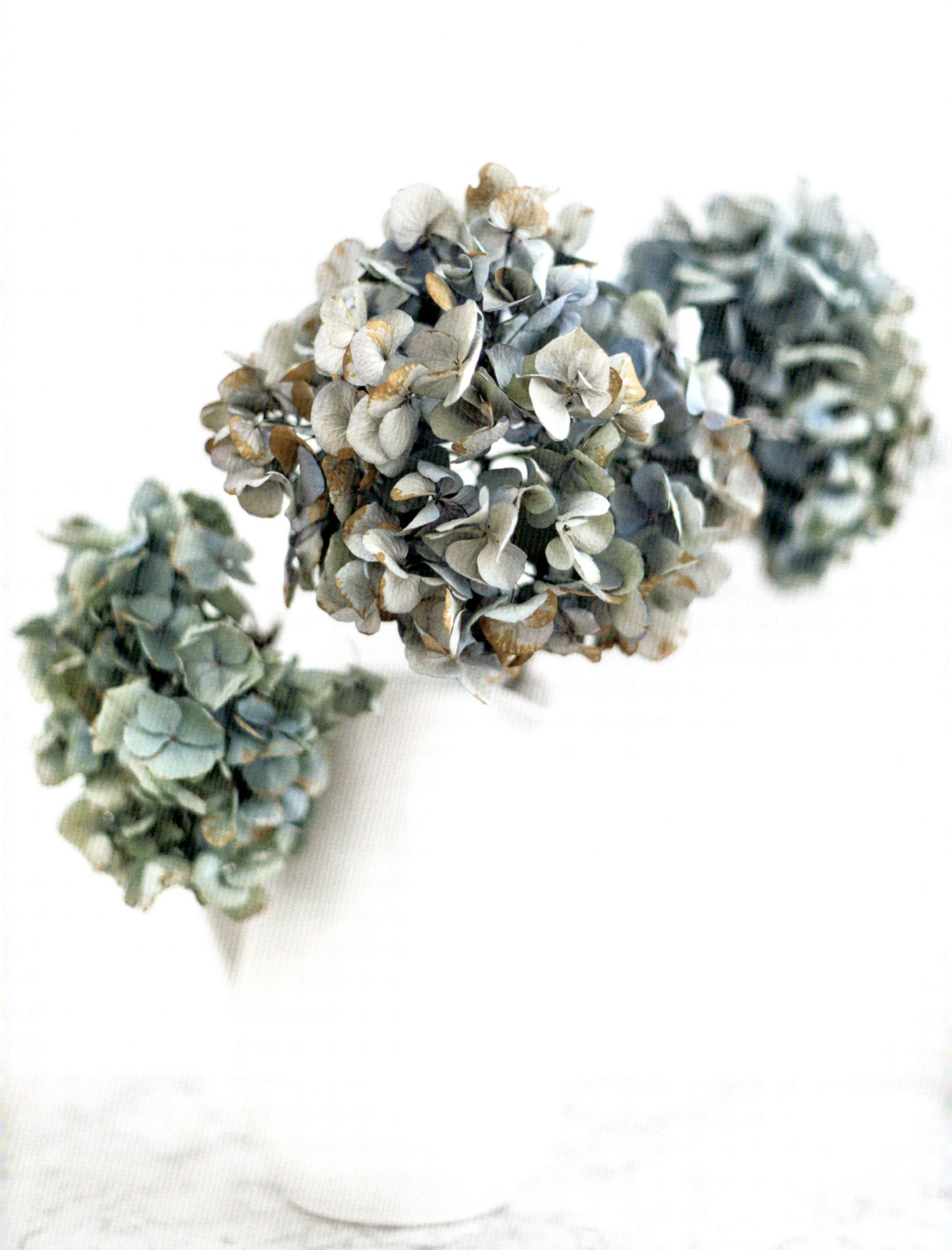

Register

Bücher & Links, die weiterhelfen

Hier findest du meine wichtigsten Wegbeglei-
ter: die Bücher, deren Inhalte die Kraft haben,
Leben zu verändern, die mich auf meinem
Weg begleiten und zu dem Menschen werden lassen, der ich bin.

Bracht, Petra und Leitzmann, Claus: *Klartext
Ernährung. Die Antworten auf alle wichtigen
Fragen. Wie Lebensmittel vorbeugen und
heilen.* Mosaik

Bracht, Petra und Liebscher-Bracht, Roland:
FaYo. Das Faszien-Yoga. Arkana

Dahlke, Ruediger: *Peace Food. Wie der Ver-
zicht auf Fleisch und Milch Körper und Seele
heilt.* Gräfe und Unzer

Dispenza, Joe: *Du bist das Plazebo.* Koha

Dispenza, Joe: *Werde übernatürlich.* Koha

Dobelli, Rolf: *Die Kunst des klaren Denkens.*
Piper

Ferriss, Timothy: *Die 4-Stunden-Woche.
Mehr Zeit, mehr Geld, mehr Leben.* Ullstein

Gannon, Sharon und Life, David: *Yoga der
Befreiung. Das Praxisbuch des Jivamukti
Yoga.* ViaNova Verlag

Gannon, Sharon: *Mein magischer Morgen:
10 Übungen für mehr Achtsamkeit, Gesundheit und inneren Frieden.* Irisiana

Gannon, Sharon: *Yoga & Veganism. The Diet
of Enlightenment.* Mandala Publishing

Greger, Dr. Michael: *How not to die. Entdecken Sie Nahrungsmittel, die Ihr Leben ver-
längern und bewiesenermaßen Krankheiten
vorbeugen und heilen.* Unimedica

Haselmayr, Andrea: *Eat like a woman. Rezep-
te für einen harmonischen Zyklus.* Brandstätter

Hill, Napoleon: *Denke nach und werde reich.*
FBV

Katz, Katharina Marisa: *Einfach machen! Der
Guide für Gründerinnen.* Knesebeck

Lobe, Christina: *Yoga lehren. Die sieben
Schlüssel für einen guten Yogaunterricht.*
Theseus

Mutter, Joachim: *Lass dich nicht vergiften! Warum uns Schadstoffe chronisch krank machen und wie wir ihnen entkommen.* GU

Roach, Geshe Michael: *Damit Yoga wirkt. Eine Erzählung.* EditionBlumenau

Roach, Geshe Michael: *Das Karma der Liebe. 100 Antworten auf Ihre Beziehungsfragen.* Das Karma der Liebe.

Roach, Geshe Michael: *Der Diamantenschneider. Die Weisheit des Diamanten.* Das Karma der Liebe.

Scharfenberg, Janna: *Ayurveda for life. Ayurvedische Heilkunst für einen modernen Lebensstil & Alltag.* Südwest

Stahl, Stefanie: *Das Kind in dir muss Heimat finden. Der Schlüssel zur Lösung (fast) aller Probleme.* Kailash

Strelecky, John: *Das Café am Rande der Welt. Eine Erzählung über den Sinn des Lebens.* dtv

Strelecky, John: *The Big Five for Life. Was wirklich zählt im Leben.* dtv

Tolle, Eckhart: *Jetzt – Die Kraft der Gegenwart.* Kamphausen

van der Bruggen, Marie-Clair: *Das Märchen vom Tod.* Esocentra

DU HAST LUST AUF MEHR?

Kein Problem:

Youtube: fayo.yoga oder „Yogaübungen für Anfänger – fayo mit Mira"
Instagram: fayo_official
Web: www.fayo.de
Podcast: fayo Podcast für ganzheitliche Gesundheit
Blog: www.fayo.de/blog

Mit meinem Herzensprojekt fayo – die Anfangsbuchstaben stehen für: food, awareness, yoga, om – verbinde ich Ernährung, Bewegung und Achtsamkeit zu einem ganzheitlichen Lifestyle. Dafür habe ich mich mit Dr. Petra Bracht und der Psychologin Samira Knott zusammengetan. Uns verbindet die Mission, mehr Gesundheit in die Welt zu bringen.

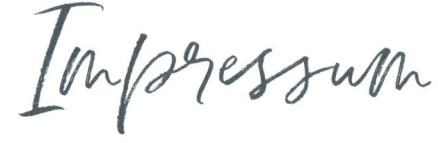

Impressum

Projektleitung: Christof Klocker
Lektorat: Eva Dotterweich
Umschlaggestaltung & Layout: independent Medien-Design, Horst Moser, München
Coverfotografie: Katharina Werner
Herstellung: Petra Roth
Bildredaktion: Nele Schneidewind
Satz: Christopher Hammond
Reproduktion: Longo AG, Bozen
Druck und Bindung:
F+W Druck- und Mediencenter, Kienberg

ISBN 978-3-8338-7662-2

1. Auflage 2020

BILDNACHWEIS:

Cover: Katharina Werner
Innenteil: Alle Fotos: Katharina Werner, außer: Fabian Sprey: S. 16, 40, 69, 78, 81, Evelyn Dragan: S. 84, Richard Pilnick: S. 32, Nina Grützmacher: S. 42, Michelle Garde und Mike Brawanski: S. 96, 99

Syndication: seasons.agency

WICHTIGER HINWEIS

Die Informationen in diesem Buch stellen die Erfahrung und die Meinung der Autorin dar. Sie wurden von ihr nach bestem Wissen erstellt und mit größtmöglicher Sorgfalt geprüft. Sie bieten jedoch keinen Ersatz für persönlichen kompetenten medizinischen Rat. Weder Autorin noch Verlag können für eventuelle Nachteile oder Schäden, die aus den im Buch gegebenen praktischen Hinweisen resultieren, eine Haftung übernehmen.

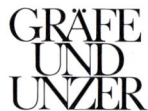

GRÄFE UND UNZER

Ein Unternehmen der
GANSKE VERLAGSGRUPPE

www.facebook.com/gu.verlag